大医释问丛书

一本书读懂
牛皮癣

主编 王西京

中原农民出版社

·郑州·

图书在版编目（CIP）数据

一本书读懂牛皮癣 / 王西京主编 . —郑州：中原农民出版社，2019.12

（大医释问丛书）

ISBN 978 - 7 - 5542 - 2198 -3

Ⅰ . ①一… Ⅱ . ①王… Ⅲ . ①银屑病 – 诊疗 – 问题解答 Ⅳ . ① R758.63 – 44

中国版本图书馆CIP数据核字（2019）第275028号

一本书读懂牛皮癣

YIBENSHU DUDONG NIUPIXUAN

出版社： 中原农民出版社

地址： 河南省郑州市郑东新区祥盛街27号7层　　**邮编：** 450016

网址： http：//www.zynm.com　　**电话：** 0371-65751257

发行： 全国新华书店

承印： 新乡市豫北印务有限公司

投稿邮箱： zynmpress@sina.com

策划编辑电话： 0371-65788677　　**邮购热线：** 0371-65788199

开本： 710mm×1010mm　　1/16

印张： 7

字数： 96千字

版次： 2020年1月第1版　　**印次：** 2020年1月第1次印刷

书号： ISBN 978 - 7 - 5542 - 2198 -3　　**定价：** 28.00元

编委会

主　编　王西京

副主编　王庆杰　米粮川　王小絮

编　委　王西京　王庆杰　米粮川

　　　　王小絮

内容提要

  牛皮癣，是一种病因复杂、病程漫长的疾病，属于皮肤科顽症，难以根治，给患者的工作和生活带来了极大的困扰。为了帮助患者了解和预防牛皮癣，特聘请长期从事皮肤科临床工作的专家，以问答的形式、通俗生动的语言向读者朋友阐述牛皮癣的相关知识及患者最为关心的一些问题。全书详细介绍了牛皮癣的基础知识、发病因素、临床表现、特殊类型、诊断与鉴别、治疗指南、药物治疗、物理疗法、中医疗法、饮食疗法、预防和护理。愿本书能为患者预防、治疗和护理牛皮癣答疑解惑，助力患者早日康复。

目 录

基础知识

发病因素

临床表现

特殊类型

诊断与鉴别

治疗指南

药物治疗

物理疗法

中医疗法

饮食疗法

预防和护理

基础知识

牛皮癣，在皮肤科是一种很"牛"的疾病。第一，这种病"知名度"很高，在患病人群当中都有很大的影响；第二，这是一种常见病，发病率很高；第三，这是一种病因复杂、病程漫长的疾病，属于皮肤科顽症之一；第四，这种病的治疗手段有很多，但是，尚无一种可以根治。

 牛皮癣是怎样一种病?

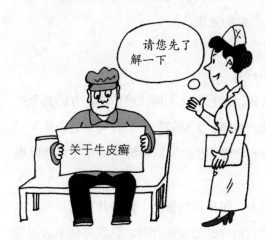

牛皮癣，又名"银屑病"，是一种慢性炎症性皮肤病。这种病在人群中很多见，比较难治，而且容易复发，在皮肤科是一种很具有代表性的疾病。

多数学者认为，牛皮癣属于一种多基因遗传的疾病。有多种诱发因素，如外部创伤、细菌或病毒感染、内服或外用药物，以及进食辛辣、刺激性食物等，都可能诱发此病。

 牛皮癣有哪些典型表现?

牛皮癣是一种病情复杂的皮肤病，其病变可波及身体的多个部位、多种器官，其临床表现可谓形态各异。

牛皮癣的典型皮肤表现是境界清楚的、具有银白色鳞屑的红色丘疹或斑块。病情较轻者可表现为数个银币大小的斑块，发生在肘及膝关节附近；病情严重者全身各个部位的皮肤都可能受到损害。

 中医如何认识牛皮癣？

中医学称牛皮癣为"白疕""松皮癣""干癣"等。中医古籍对牛皮癣有很多记载，早在隋朝时代，就有一部医学专著《诸病源候论》曾提到牛皮癣："干癣，但有匡郭，皮枯索，痒，搔之白屑出是也。"清代初期的医学著作《外科证治全书》也提到牛皮癣，即"白疕"候，说："皮肤燥痒，起如疹疥而色白，搔之屑起，渐至肢体枯燥坼裂，血出痛楚，十指间皮厚而莫能搔痒。"另外，《医宗金鉴》一书中称牛皮癣为"松皮癣"，指出癣症："其名有六，一曰干癣，搔痒即起白屑，索然凋枯……四曰牛皮癣，状如牛领之皮，厚而且坚；五曰松皮癣，状如苍松之皮，红白斑点相连，时时作痒。"

牛皮癣是一种古老的疾病，中医对此病的研究较早，我国的医务人员采用中医中药治疗牛皮癣，也取得了很好的效果。

 牛皮癣能够"除根"吗？

牛皮癣是一种慢性炎症性皮肤病，而且发病人群比较广泛，有的甚至严重影响患者的正常生活。其中，剧烈瘙痒、大量鳞屑，以及可见的斑块是困扰患者的主要问题。因此，经常会有患者问医生：能治好吗？牛皮癣能除根吗？

目前，牛皮癣的治疗方法有很多，包括药物治疗、紫外线照射治疗、水浴疗法、中医治疗、生物治疗、饮食治疗、心理治疗等。这些方法多为对症治疗，可以控制牛皮癣患者的病情，缓解症状，减轻痛苦。但牛皮癣的复发则常常难以避免。

从临床上来看，发病时间较短的患者，比如发病一年之内的，经过规范治疗，病情容易控制，而且缓解时间比较长，有的患者缓解期甚至可以达到20年以上。病程超过一年或者有过一次复发者，会比较难治。但是，自行痊愈或者长期缓解的情况也是比较常见的。

5 "内科不治喘，外科不治癣"，这里的"癣"指的是牛皮癣吗？

在我国，很早就有"内科不治喘，外科不治癣"的说法，说明"喘"和"癣"都是让医生很头疼的疾病。

这里的"癣"不是仅指牛皮癣，而是指所有种类的皮肤病。在我国古代，皮肤病属于"疡科"范畴，也就是属于外科疾病。其中，牛皮癣难治而易复发，是"癣"的典型代表。

6 牛皮癣和神经性皮炎有什么关系？

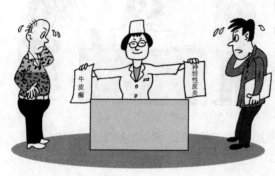

在我国民间，也有人将神经性皮炎称为"牛皮癣"。这是因为神经性皮炎常发生在人的颈、项两侧，以及四肢关节伸侧，皮损又厚又粗又硬，类似"牛皮"，瘙痒剧烈，而且又顽固难治，所以称其为"牛皮癣"。

不过，目前在医学上的共识是将神经性皮炎称为"顽癣"，将银屑病称为"牛皮癣"。

7 牛皮癣会传染吗？

前不久，唐婉身上长了一些红色斑疹，伴有明显瘙痒，于是就来到附近一家医院的皮肤科就诊。医生为她仔细检查后，说她得了"银屑病"，也就是牛皮癣。她很担心会传染给自己的老公和孩子，就反复追问医生，牛皮癣会传染吗？因为她听邻居说，是"癣"都可能会传染给别人。

医生告诉唐婉，牛皮癣不是传染性疾病，不用担心密切接触会传染给家人。

医生介绍说，在现代医学中，"癣"是指一类由真菌感染引起的浅表性皮肤病，有很强的传染性，主要包括头癣、手癣、足癣、体癣、股癣、花斑癣、甲癣、糠秕孢子菌毛囊炎等。牛皮癣与真菌感染无关，也不具有传染性，牛皮癣不是现代意义上的"癣"。

 牛皮癣的发病率，男女都一样吗？

研究显示，牛皮癣这种病，男女发病率是一样的。牛皮癣平均发病年龄为 27 岁，但年龄范围差异很大，从几个月的婴儿到 70 岁以上的老人，都可能会初次发病。

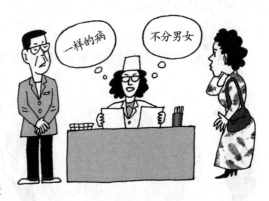

曾经有学者作过一项研究，他们对某城市的 5 395 名市民进行了调查，结果显示，牛皮癣的平均发病年龄为 33 岁，发病率为 1.48%，男、女发病的比例没有差异。

 牛皮癣发病和气候有关吗？

人生天地间，身体情况与周围环境息息相关。牛皮癣患者也不例外，气候变化对牛皮癣患者的病情、病程都有很大影响。研究表明，77% 的牛皮癣患者在炎热天气中病情会有所改善，12% 的患者在天气寒冷时改善，而阳光照射后病情好转的患者占 78%。所以，牛皮癣患者多数在冬季发病或加重，在夏季缓解或自愈。

另外，研究还显示，我国南方地区或者城市的牛皮癣患病率低，北方地区或者农村的患病率相对高一些。这些差异也和气候有关系。

10 心情不好牛皮癣会加重吗?

人和其他动物的不同之处，在于人有语言，有思想，有情感。人的情绪变化对牛皮癣患者的发生、发展以及预后都会有很大的影响。

有研究显示，因严重的精神压力而使牛皮癣病情加重的患者占40%，心情烦躁使病情加重的患者占37%，与情绪无明显关系的患者占42%。另外一项研究也发现，在牛皮癣患者发病的各个阶段，60%的患者需要转诊到专科医师那里治疗，而有25%的患者在经治疗后病情会缓解。有37%的人被认为精神紧张是造成他们病情加重的因素之一。

11 哪种年龄的人易患牛皮癣?

牛皮癣可以在任何年龄发病，但在10岁以下发病较少，发病高峰在15～30岁。发病较早的患者可能与人类白细胞抗原（HLA）有关系。曾有学者把牛皮癣分为两种类型：一种类型的患者通常在40岁前发病，其发病机理与人类白细胞抗原有关；另一种类型的患者发病年龄较大，在40岁后发病，这种类型的患者与HLA无关。

1992年，国内学者蒋仲元曾对1246例牛皮癣患者进行调查，发现他们初次发病的平均年龄为26.5岁。

12 哪种性格的人易患牛皮癣?

不同性格的人，对外界环境的变化会有不同的反应。即使面对同样一件事情，因为性格差异，人们也会有截然不同的表现。专家认为，具有神经质性格的人，因为过于敏感，对痛苦耐受力差，容易患牛皮癣。其主要原因有以下三个：

（1）性格内向，不善沟通：这种人性格内向，凡事以自我为中心，不善于同他人进行沟通。这些人对事物比较敏感，遇到痛苦的事情不能通过与他人交流得以疏泄。假以时日，就容易导致伤心耗气，气滞血瘀，增加牛皮癣的发病概率。

（2）易抑郁、焦虑和惊恐：在现实生活中，抑郁、焦虑和惊恐是任何人都可能有的精神表现，但具有神经质性格的人的抑郁、焦虑和惊恐表现格外突出。曾经有国外学者采用前瞻性实验，证明了抑郁、焦虑和惊恐的精神状态常常在牛皮癣皮损发生之前出现。所以，这种人格特征是产生牛皮癣的诱因。

（3）对负面事件适应能力差：具有此种性格的人，因为多种原因对于负面事件适应性差，常常放大自己所遭遇的困难和不幸。一旦遇到困难和不幸，极易引起抑郁、焦虑和惊恐，进而导致自身免疫功能、内分泌功能失调，患病的危险性更高。

研究证实，具有神经质性格的人对内外环境刺激高度敏感，当受到负面社会事件刺激时，就会引起强烈的情绪变化，导致身体自主神经系统和免疫功能的紊乱，最终成为产生牛皮癣的诱因。

13 哥哥得了牛皮癣，他的双胞胎弟弟得病概率大吗？

> 王飞患了一种皮肤病，头上头屑很多，伴有瘙痒，到附近医院的皮肤科就诊，被医生诊断为牛皮癣。他的双胞胎弟弟王翔很担心，自己有一天也会患牛皮癣。那么，双胞胎弟弟是不是很有可能也会患牛皮癣呢？

牛皮癣是一种多基因遗传性疾病，遗传在牛皮癣的发生、发展过程中占有重要位置。单卵双生胎的双胞胎兄弟因为基因重合率极高，同患牛皮癣的可能性非常大。异卵双胞胎得病的概率则与一般意义上的兄弟姐妹是一样的。

另外，多个研究发现，单卵双生胎人群中，有35%～73%会在不同时间发生牛皮癣，但所有研究都证实，单卵双生胎共患牛皮癣的概率是异卵双生胎的3倍。

因此，王翔很有可能像他哥哥那样患牛皮癣。所以，他一定要提早采取预防措施。

14 牛皮癣患者可以结婚吗?

林阿姨的女儿小霞是一所学校的教师，最近准备结婚，她的男朋友却被诊断患了"牛皮癣"，这让她们全家都十分烦恼。听说市医院的专家要来社区义诊，林阿姨刚到9点就来到了义诊活动现场。林阿姨询问了皮肤科的王医生："小霞能结婚吗？这种病传染吗？"

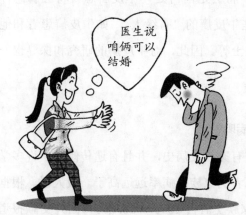

王医生告诉她，小霞可以结婚。王医生介绍，牛皮癣，又名银屑病，是一种常见的慢性炎症性皮肤病。这种病的发生，可能与遗传、感染、免疫异常、内分泌功能障碍、代谢障碍、神经精神障碍、外伤等因素有关。气候变化、饮酒常为诱发因素。但牛皮癣不具有传染性，可以亲密接触，因此小霞可以按期结婚。

同时，医生提醒，牛皮癣是一种病因复杂的皮肤病，这种病有一定的遗传倾向，遗传概率在1%左右。因此，小霞结婚后，需要注意优生优育，及时监测，这样以后才可以生一个健康漂亮的小宝宝。

15 牛皮癣可分哪些类型?

牛皮癣是一种病谱很复杂的疾病，其临床表现也有很大差异。关于牛皮癣的分型也有许多不同的看法。

目前，根据牛皮癣的临床特征，一般可分为寻常型、脓疱型、红皮病型和关节病型四种类型。其中，寻常型牛皮癣最常见，其发病率占牛皮癣患者的70%以上。脓疱型、红皮病型和关节病型牛皮癣较少见，但病情常比较严重。

发病因素

牛皮癣从何而来？因何而起？将会走向何处？牛皮癣患者将会有怎样的结局？这些问题一直困扰着那些牛皮癣的"有缘人"，如牛皮癣患者和他们的家人、诊治牛皮癣的医生和护士等。因此，对牛皮癣的研究和探寻也一直都在进行中。

 牛皮癣属于遗传性疾病吗？

临床研究发现，牛皮癣患者常有家族发病史，并且有遗传倾向。许多学者的调查研究都已证实，牛皮癣患者的家族患病率远远高于一般人群。根据国内学者的报道，牛皮癣患者有家族史者占 10%～23.8%，国外文献报道牛皮癣患者有家族史的为 10%～80%，也有的高达 90.0%。这种差别可能与调查范围及方法有关。

我国学者薛文昌调查了一个牛皮癣家族，其三代 21 人中，有 11 人患牛皮癣，患病率约为 52%。有学者曾观察到，父母双方均患牛皮癣，在他们的子女中，健康者与患者之比为 4∶5；双亲中有一人患病者，其比例则为 8∶1；而父母双方均健康时，子女健康者与患者的比例则为 21∶1。

总之，遗传因素在牛皮癣的病因方面相当重要。关于其遗传方式，通常认为属常染色体显性遗传，伴有不完全的外显率。但也有人认为，牛皮癣属于一种通过常染色体隐性遗传或性联遗传的疾病。

牛皮癣与病毒感染有什么关系?

有学者提出，牛皮癣是由病毒感染所引起的，他们曾经观察到，对同时有病毒感染的患者进行抗病毒治疗，牛皮癣也可能因之缓解。还有人曾在豚鼠身上做接种实验，可出现类似牛皮癣的皮损，同时，在其组织切片中发现包涵体，但其成功率特别低，仅占 7.5%。侯贵等人研究发现，牛皮癣患者的淋巴细胞培养物在植物血凝素刺激下，有反转录病毒样颗粒产生，并发现反转录酶活性轻度增高。他们认为，在牛皮癣患者的淋巴细胞中，有不正常反转录酶病毒的出现，可能是引起自身免疫现象的原因。而牛皮癣复发，可考虑为病毒由潜伏状态转变为活动状态的结果。

总之，有多项研究显示，牛皮癣发病可能与病毒感染有一定关系。但是迄今为止还未培养出相应病毒，因此，关于牛皮癣与病毒感染的关系，目前尚无明确结论。

 为什么小刚得了感冒之后，会发生牛皮癣?

小刚前几天得了感冒，主要症状是发热、咳嗽、咽喉疼痛，儿科医生检查后，发现小刚的扁桃体中度肿大，上面还有少量脓液，于是给他开了一些阿莫西林颗粒、蒲地蓝消炎口服液等，让他口服。过了几天，小刚的发热、咳嗽症状好转，但在胸背部却出了许多小红疙瘩，很痒。妈妈又带他到附近医院的皮肤科就诊，那里的医生告诉小刚的妈妈，小刚得了牛皮癣。并且医生讲，这次牛皮癣的发生和感冒有很大关系。

专家介绍，目前已经证实，上呼吸道感染或扁桃体炎与牛皮癣的发生有密切关系。根据文献报道，有6%的牛皮癣患者有咽喉感染史。还有人观察到一些急性点滴型、关节病型及红皮病型牛皮癣患者常伴有上呼吸道感染或扁桃体炎等症。有报道称，小儿牛皮癣中，有10%～20%的病例常伴有急性扁桃体炎或上呼吸道感染，而应用青霉素等抗菌药物治疗常有较好疗效。同时发现，部分患者在扁桃体摘除后，其皮损也会自行消退。

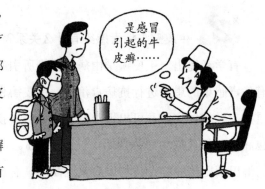

研究证实，在部分牛皮癣患者发病过程中，感染因素有重要意义。学者认为，由细菌感染引起的牛皮癣通常是患者机体对细菌毒素发生的变态反应。

小刚患牛皮癣，就与前期发生的感冒有关系，用抗生素治疗，效果可能比较好。

 牛皮癣患者能够怀孕吗？

新婚不久，28 岁的小方得了寻常型牛皮癣。在病情基本控制后，小方准备怀孕，医生却提出，最好缓两年再要孩子。这是为什么呢？

牛皮癣与内分泌腺功能的关系，早已受到人们的重视。临床上有人曾观察到，有的女性患者在妊娠期间皮疹可自行消退。

法尔伯（Farber）等人的研究证实，妊娠时病情缓解者占 1/3。临床上也有分娩后皮疹复发的病例，而且也有部分患者在妊娠时发病或皮疹会增多。

单从以上信息来看，现在小方怀孕并没有什么不好。可是，在治疗牛皮癣时，曾有医生给小方用过维 A 酸类药物，这种药物有致畸作用，要求服药者两年内不准怀孕。因此，医生建议小方缓两年再要孩子。

吸烟、饮酒对牛皮癣有何影响?

在皮肤科门诊，经常有患者和家属询问医生：吸烟和牛皮癣有什么关系？饮酒能使牛皮癣加重吗？

身体肥胖、饮酒过度和吸烟均曾被报道和牛皮癣相关。可以确定的是，过度饮酒可以降低患者身体的抵抗能力，同时导致皮肤的毛细血管扩张，引起牛皮癣皮损加重。

吸烟可以对身体的多个系统有损害作用，但尚无资料证实吸烟与牛皮癣发生、发展有直接的关系。

 牛皮癣的病因有哪些?

牛皮癣的病因比较复杂，主要包括以下几个方面：

（1）遗传因素：目前，多数学者认为牛皮癣受多基因控制，同时也受外界其他因素的影响。

（2）感染因素：有人认为牛皮癣是病毒感染所致，虽然发现过在表皮棘细胞核内有嗜酸性包涵体，但至今未能成功培养出病毒。链球菌感染可能是此病的重要诱发因素，因急性点滴状牛皮癣发病前常有急性扁桃体炎或上呼吸道感染。

（3）代谢障碍：有人认为患者血清内脂质、胆固醇、球蛋白、糖、尿酸、钾等增高，叶酸含量降低；也有人认为皮损内多胺及花生四烯酸增加，但皆未能做出肯定结论。

（4）免疫功能紊乱：有的牛皮癣患者细胞免疫功能低下；有的患者血清 IgG、IgA、IgE 增高；也有患者血清中存在抗 IgG 抗体；还有学者用免疫荧光技术测到患者表皮角质层内有抗角质的自身抗体。

（5）精神因素：精神创伤、情绪紧张及过度劳累可诱发牛皮癣，或使病情加重。

哪些因素能导致牛皮癣恶化?

牛皮癣是一种病情顽固的皮肤病，导致牛皮癣复发或病情加重的因素主要包括：

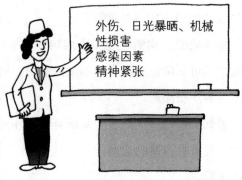

（1）外伤、日光暴晒、机械性损害：外部的有害刺激会使牛皮癣患者的病情加重，在临床上有很多寻常型牛皮癣患者在遭受到外伤、日光暴晒、机械性损害等外界刺激后，病情加重，转为脓疱型或红皮病型牛皮癣。

（2）感染因素：常见的感染性疾病有咽喉疼痛、上呼吸道感染、扁桃体炎等，都可以导致牛皮癣加重或复发。特别是在冬季，对这些疾病要进行有效的预防。

（3）精神紧张：牛皮癣患者的心理问题一直倍受关注，精神过度紧张导致患者病情加重的例子十分多见。临床也发现，精神过度紧张、心理压力大可导致寻常型牛皮癣加重，进而发展为脓疱型牛皮癣。因此患者亲属要注意患者的情绪变化，多和患者沟通，帮助患者缓解精神紧张，解决心理问题。

 牛皮癣是怎样发生的?

牛皮癣是怎样发生的？对于这个问题，皮肤科医生很重视，患者也很关心。

根据目前的认识，牛皮癣在发病过程方面有三个主要特征：分化异常、角质形成细胞增殖过度和炎症反应，表皮生长过快是牛皮癣的基本病理过程。牛皮癣的角质形成细胞更替率加快，脱氧核糖核酸（DNA）的合成时间也会缩短。

有人提出，牛皮癣损害发生的根本原因是参与增殖过程的表皮细胞比例增加，而不是表皮细胞生长的实际速度增加。无论哪种情况都极大地增加了角蛋白的产生。而牛皮癣在发病过程中的炎症反应是原发性的还是继发性的，还有待进一步阐明。

9 为什么牛皮癣患者不能用兰美抒治疗灰指甲?

> 邻居李阿姨患了多年的牛皮癣。最近,她又得了"灰指甲"。有人说灰指甲是真菌感染引起的疾病,建议她用抗真菌药物兰美抒来治疗。她找到市医院的皮肤科专家,专家建议治疗灰指甲选外用药物,不要用兰美抒。专家为什么不让李阿姨用兰美抒治疗灰指甲呢?

在临床上早已发现,牛皮癣可被一些药物诱发,如 β 受体阻断剂、锂剂和抗疟药等。更多的新药包括特比萘芬、尼卡地平、硝苯地平、尼索地平、卡托普利、格列本脲和降脂药如吉非贝齐也可诱发牛皮癣。

李阿姨患了灰指甲,学名叫甲癣,是一种由真菌感染引起的皮肤病。兰美抒又叫特比萘芬,是一种抗真菌的药物,可以用来治疗灰指甲。但是,特比萘芬又可能诱发或加重牛皮癣,所以,医生建议李阿姨不要用特比萘芬来治疗灰指甲。

10 哪些药物可诱发或加重牛皮癣?

牛皮癣是皮肤科顽症,其病因十分复杂。临床研究表明,某些药物也可以诱发牛皮癣或者使牛皮癣患者病情加重。

这些药物包括:β-肾上腺素受体阻断剂、血管紧张素转化酶抑制剂、锂制剂、抗疟药物、抗血脂类药物、四环素、吲哚美辛等。这些药物之所以会引起牛皮癣患者病情加重,可能与其能影响患者体内某些酶的代谢、环磷酸腺苷(cAMP)合成以及淋巴细胞活化有关系。

11 牛皮癣患者感冒后,为什么不能用吲哚美辛?

> 林先生是我曾经诊治过的一位牛皮癣患者。前几天,他打来电话说前两天感冒后,服了一点吲哚美辛,病情又加重了,问我该怎么办。我告诉他,牛皮癣患者不适合用吲哚美辛来治疗感冒。

吲哚美辛，这种药物是通过阻断前列腺素的生成来缓解感冒所致的咽喉疼痛的。前列腺素是存在于我们机体内组织间的一种局部激素，皮肤的生长、分化都有赖于前列腺素 E 和前列腺素 F 之间的平衡。前列腺素的前身是花生四烯酸，花生四烯酸经过环氧化酶的作用可以转变为前列腺素。

对牛皮癣患者来说，其表皮内本就存在着这种转化功能的失调。而吲哚美辛是通过阻断这个转化过程来减少前列腺素的生成的，从而达到止痛的目的。所以，它势必会强化牛皮癣患者的这种失调状态，从而诱发或加重牛皮癣。

林先生听了我的介绍，大吃一惊，因为他以前患感冒常有咽喉痛，一痛就用吲哚美辛，结果治了咽痛，加重了牛皮癣。他表示，以后再也不用吲哚美辛了，治疗咽痛，他会选择其他药物。

 为什么牛皮癣容易反复发作？

☯ 在人体表皮的脂质膜中，存在有很多类固醇样物质，其主要成分是胆固醇。而胆固醇则主要来源于成熟或者死亡的表皮细胞。牛皮癣患者因存在严重的表皮角化不良，不可能正常产生胆固醇，因此也就不能形成对皮肤有保护作用的脂质膜。

☯ 牛皮癣患者过于频繁的沐浴，或者使用肥皂、洗衣粉等洗涤剂，可能破坏表皮的脂质膜。

☯ 寒冷和干燥也可以使表皮的脂质减少，脂质膜破坏。

种种原因引起表皮脂质膜破坏或者不完整，都会导致表皮角质细胞内的水分流失，或者直接从皮肤表面蒸发。

角质细胞内水分流失可能会导致一个严重的后果，就是角质细胞间裂隙形成。这样，外界刺激物和过敏原就可能通过这些裂隙进入表皮，激活体内的 T 细胞和 B 细胞，产生异常的免疫反应。或许，这就是牛皮癣反复发作的一个重要原因。

临床表现

牛皮癣很牛吗？是的。牛皮癣很帅吗？不见得。在皮肤科领域，牛皮癣一直是一个很重要的存在。它的样子不能够用美或者丑去概括，但它的表现千姿百态，足以令你印象深刻。

 寻常型牛皮癣有哪些特征？

根据临床表现，牛皮癣可以分为寻常型牛皮癣、红皮病型牛皮癣、关节病型牛皮癣和脓疱型牛皮癣 4 种类型。

寻常型牛皮癣为临床上最常见的一种牛皮癣类型，大多急性发病。初发病时，皮损为炎症性红色丘疹，有粟粒至绿豆大小，以后可逐渐扩大或者融合成为棕红色斑块，边界清楚，周围有炎症性红晕，表面覆盖有多层干燥的银白色鳞屑。

轻轻刮除皮损表面的鳞屑，逐渐会露出一层淡红发亮的半透明薄膜，这是表皮的棘细胞层，称薄膜现象。再刮除薄膜，即达到真皮乳头层的顶部，此处的毛细血管被刮破，则可见小的出血点，称点状出血现象。白色鳞屑、发亮薄膜和点状出血是寻常型牛皮癣的临床特征。

 蛎壳状牛皮癣有什么特点？

蛎壳状牛皮癣是寻常型牛皮癣的一种特殊类型。在寻常型牛皮癣的发展过程中，皮损可表现为多种形态。其中，有少数患者的皮损可表现为糜烂及渗出，类似湿疹在急性渗出期的症状。随后，皮损会逐渐干燥，而形成污褐色鳞屑，并重叠堆积，因其形状类似牡蛎的外壳，所以这种类型的牛皮癣被称为蛎壳状牛皮癣。

 点滴状牛皮癣长什么样?

前不久，小刚先是得了感冒，刚刚有些好转，可是胸背部又出现了许多绿豆大的小红点，上面有白色皮屑。经皮肤科医生会诊，小刚患了点滴状牛皮癣。

据医生介绍，点滴状牛皮癣是寻常型牛皮癣的一种常见类型。该病通常发生在 30 岁以下患者。典型皮损为水滴大小，直径 2 ～ 5 毫米，红色斑疹或小丘疹，顶部覆盖一些白色的鳞屑。通常在一些急性感染如链球菌性咽炎后骤然发作，因为咽部

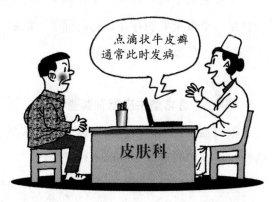

携带致病性链球菌，容易反复发生。如果应用青霉素或头孢菌素效果不佳，可试用利福平。采用糖皮质激素外用或配合中波紫外线（UVB）照射，效果很好。

医生认为，小刚患的皮肤病就是点滴状牛皮癣。医生根据小刚的情况，用了头孢类抗生素，并配合窄波中波紫外线照射，小刚的病情很快就得到了控制。

 牛皮癣更青睐身体哪些部位?

有一天，王教授到县医院的皮肤科坐诊。在接诊了一位"头部牛皮癣"患者之后，当地医生小武问，身体哪些部位更容易出现牛皮癣皮损呢？

王教授介绍，牛皮癣是一种皮损广泛的皮肤病，其皮损可发生于全身的任何部位，但是，以头皮部和四肢伸侧较为多见。特别是头皮部位更受牛皮癣的青睐。

牛皮癣的皮损常对称分布。指（趾）甲和黏膜部位也可被侵犯。少数患者的皮损可见于腋窝及腹股沟等皮肤皱襞部位。通常牛皮癣很少发生在面部

及掌跖部位。

王教授强调，寻常型牛皮癣皮损具有特殊的分布，这是诊断牛皮癣的重要依据之一，皮肤科医生可以据此与玫瑰糠疹、湿疹等类似疾病进行鉴别。

 静止期和退行期牛皮癣有什么表现？

寻常型牛皮癣的病程一般可分为三期，包括进行期、静止期和退行期。

在牛皮癣的静止期，病情保持静止阶段，基本上无新皮疹出现，旧疹也不见消退。在牛皮癣的退行期，炎症浸润逐渐消退，鳞屑减少，皮疹缩小变平，最后遗留暂时性色素减退的牛皮癣白斑，而达到临床治愈。但也有少数患者出现色素加重的情况。消退部位一般是先自躯干及上肢开始，头部及下肢皮损往往比较顽固，常迟迟难以消退。

患者可有不同程度的瘙痒，一般全身情况不受影响。

 什么叫牛皮癣的同形反应？

同形反应，是许多皮肤病处于急性期或者进展期的一个重要标志。

在牛皮癣进行期，新皮疹不断出现，旧皮疹不断扩大，鳞屑厚积，炎症很明显，周围有炎症性红晕，瘙痒剧烈，难以忍受。在此期间，患者的皮肤处于高度敏感状态，如有外伤、摩擦、注射或针刺刺激正常皮肤后，常可在该处发生新的牛皮癣，这种现象称同形反应，又称为人工牛皮癣。

曾有学者报道，47％的牛皮癣患者在病程中有此反应，患者一般会在皮肤受损伤后的 3 ～ 18 天发生这样的皮损。

 泛发性脓疱型牛皮癣有什么特点？

脓疱型牛皮癣在临床上比较少见，大约占牛皮癣患者的 0.77％。脓疱型牛皮癣通常可分为泛发性脓疱型牛皮癣和掌跖脓疱型牛皮癣两种类型。

泛发性脓疱型牛皮癣主要有以下特点：①多为急性发病，在数日至数周内脓疱泛发全身。②可先出现密集的针尖大小的潜在性小脓疱，并且很快融合成"脓湖"。③全身各处均可发疹，但以皱褶部位和四肢屈侧部位较为多见。有时甲床可出现小脓疱，甲板肥厚浑浊，常伴有高热、关节肿痛及全身不适。脓疱干涸后，随即有皮屑脱落，皮屑脱落后又可有新的小脓疱出现。泛发性脓疱型牛皮癣的病程，迁延可达数月或更长时间。

 掌跖脓疱型牛皮癣有什么特点？

掌跖脓疱型牛皮癣，属于脓疱型牛皮癣的局限型。

掌跖脓疱型牛皮癣发病有以下特点：①多限于掌跖部位，常在大小鱼际或足跖部位成批发生，多数为淡黄色针头至粟粒大小脓疱，基底潮红。②经1～2周后脓疱可能破裂、结痂、脱屑，之后又在鳞屑下再次出现小脓疱，时轻时重。③自觉瘙痒或疼痛，也可伴有低热或全身不适。④指甲经常受到损害，表现为浑浊肥厚，有嵴状隆起。⑤患者身体其他部位常见有牛皮癣皮损。⑥有些患者的皮损可先发生于掌跖部位，经多次反复发作后，也可能转变为泛发型脓疱型牛皮癣。

 脓疱型牛皮癣的脓疱与一般脓疱有什么不同？

脓疱型牛皮癣的脓疱和真正细菌感染的脓疱是不一样的。细菌感染的脓疱较大，表现为单个分散分布，部位表浅，容易糜烂，表面可有脓痂，临床上常见于少年儿童患的脓疱疮。而脓疱型牛皮癣的无菌性脓疱则比较小，密集分布，不容易形成糜烂面，脓疱干枯后可有脱屑。脓疱型牛皮癣不是细菌感染引起的，它是一种无菌性脓疱。

 脓疱型牛皮癣可有哪些伴发症状？

脓疱型牛皮癣除了全身多处反复发生的脓疱之外，还有一些特殊表现，如高烧不退、关节肿痛、全身不适及白细胞增高等全身症状。部分患者口腔黏膜也可出现多数聚集或分散的小脓疱，指（趾）甲可出现萎缩、碎解和缺损，有的甲板增厚浑浊，很像甲癣的表现。甲板下可有堆积很厚的鳞屑，甲床也可出现小脓疱，患者还常出现沟状舌。脓疱消退后，则可出现典型的牛皮癣皮损。

脓疱型牛皮癣大多久治不愈，且反复发作。有的患者可并发肝、肾损害，也可因继发感染、电解质紊乱使病情加重并危及生命。

牛皮癣性关节炎有什么表现？

牛皮癣性关节炎，又称关节病型牛皮癣。除了有寻常型牛皮癣损害外，患者还可发生关节炎的症状，并且其关节症状往往与皮肤症状同时加重或减轻。多数病例常继发于牛皮癣之后或牛皮癣多次发病后，症状恶化而发生关节改变，或者与脓疱型牛皮癣或红皮病型牛皮癣同时发生。大约有10％的病例，典型的牛皮癣皮损出现在关节炎之后。

牛皮癣性关节炎可同时发生于大小关节，也可见于脊柱，但以手、腕及足等小关节为多见，尤其以指（趾）关节，特别是指（趾）末端关节受累更为普遍。受累关节表现为红肿、疼痛，病情严重者大关节可以发生积液。经过一段时间，关节可以发生强直性改变，并导致肌肉萎缩。

红皮病型牛皮癣有哪些特征？

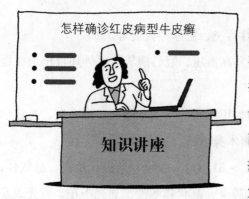

红皮病型牛皮癣，其临床表现主要为剥脱性皮炎。初发病时，在原有皮损部位出现潮红，迅速扩大，最后全身皮肤呈弥漫性红色或暗红色，炎性浸润明显，表面附有大量麸皮样鳞屑，不断脱落，其间常伴有小片正常皮岛。发生于手足者，常呈整片的角质剥脱，像袜子或手套样。这时，银白色鳞屑及点状出血等牛皮癣特征往往消失，但愈后常可见小片牛皮癣样损害。

另外，患者常表现为指（趾）甲浑浊、肥厚、变形，甚至引起甲剥离而脱落。口腔、咽部、鼻腔黏膜以及眼结膜均充血发红。患者常伴有发热、畏寒、头痛及不适等症状。

专家强调，在诊疗过程中，一定要注意医患沟通，让患者及家属充分了解病情。红皮病型牛皮癣病情顽固，病程漫长，常数月或数年不愈。即使治愈，也很容易复发。患者及家属一定要给予高度重视。

13 红皮病型牛皮癣有哪些伴发症状?

红皮病型牛皮癣在发作前或发作时,多有发热,可高达40℃,与皮损的严重程度成正比。此外,还可伴有淋巴结肿大、关节疼痛、肌肉疼痛,严重者可见金黄色葡萄球菌菌血症、多发性骨髓炎、心内膜炎、肺炎,少数患者可有肝、肾功能的异常。由于皮肤大面积受损,通过表皮流失的水分迅速增加,可导致严重的脱水现象。

红皮病型牛皮癣急性发病者一般需1～2个月才可缓解,但也有部分患者数月不愈或者反复发作。

14 红皮病型牛皮癣可有哪些内脏损害?

在牛皮癣的四种类型中,红皮病型牛皮癣病情更为严重,会给身体的其他部位造成不同程度的危害。

(1)消化系统损害:出现糜烂性胃炎、肥厚性胃炎等。

(2)心血管系统损害:容易并发高血压、冠心病等,另外还可出现血脂增高的情况。

(3)肝脏损害:可由某些药物如甲氨蝶呤、氨基叶酸、维A酸、光化学疗法(PUVA)等引起,也可由牛皮癣本身引起。

(4)眼部病变:发生率为10%～51.8%,眼睑、结膜、角膜、晶状体、视网膜等均可受累,如睑缘炎、结膜炎、晶状体浑浊、屈光不正、青光眼及视网膜炎等。

(5)泌尿系统损害:如肾小球肾炎、肾病综合征等,肾损害发生在牛皮癣发展或加重时,牛皮癣好转或痊愈时则肾病也随之好转或缓解。另外,还可出现肺功能异常、膀胱受损、关节滑膜损害等。

15 牛皮癣患者可有哪些指(趾)甲损害?

牛皮癣患者的指(趾)甲常常会发生一些病理改变。无论手指甲或足趾甲都可能受到损害，其特征性改变是在甲板上有许多直径1毫米左右的小凹陷，如圆珠笔压迫造成。或出现呈灰褐色、卵圆形、直径2～4毫米的斑点（油斑）。

另外，还可以有指甲（趾）甲分离、游离缘隆起于甲床、甲远端裂开，以及甲下痂壳堆积等表现。

16 为什么牛皮癣皮损有点状出血现象？

王老师被黄河科技学院请去讲课。在讲到牛皮癣的临床特征时，有学生提问，为什么牛皮癣会出现点状出血现象呢？

王老师介绍，寻常型牛皮癣有一个典型的临床特征，即当强行剥去牛皮癣鳞屑后，会出现点状出血现象，又称Auspitz征。

之所以出现这种现象，是因为寻常型牛皮癣患者的表皮棘细胞层极度萎缩、变薄，真皮乳头顶端的表皮极度变薄，乳头部毛细血管在外力作用下很容易受到破坏。因此，牛皮癣患者皮损部位会出现点状出血现象。

17 牛皮癣患者会脱发吗？

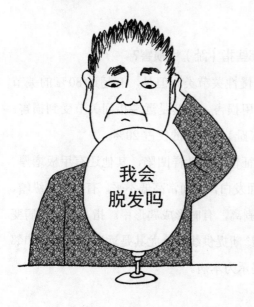

牛皮癣的皮损常发生在头皮部位，因此总有患者会担心，会不会引起脱发。

发生在头皮部位的牛皮癣，可以表现为钱币状的鳞屑性红斑，其上有大量干燥的白色或污褐色鳞屑。因为鳞屑积聚，头发呈毛笔状，为一束一束的。因为牛皮癣并不损伤毛囊，所以一般不会引起脱发。

根据此特征，头皮部位的牛皮

癣可与脂溢性皮炎及头癣进行鉴别。

18 身体屈侧牛皮癣有什么特点?

有少数牛皮癣患者,他们的皮损可累及腋下、乳房下、脐周、外阴、生殖器、腹股沟和臀间沟等皮肤皱褶部位。

这些发生在屈侧或屈面的牛皮癣皮损为橙红色、境界清楚的斑块,并常发展为湿疹样皮损,如潮湿、皲裂等,但很少有鳞屑。因为这些部位容易出汗,导致浸渍,并且容易受到摩擦,所以皮损可能发展成广泛的湿疹样的斑块,自觉有明显的灼热感和瘙痒。

19 关节病型牛皮癣发病情况如何?

关节病型牛皮癣可发生于任何年龄,高峰年龄为 30～50 岁,无性别差异,但脊柱受损以男性较多。

根据统计,大约有 75% 的关节病型牛皮癣患者皮疹出现在关节炎之前,同时出现者大约占 15%,皮疹出现在关节炎之后的患者大约占 10%。在美国,此型患病率为 0.1%,牛皮癣患者中有 5%～7% 会发生关节炎。我国的患病率大约为 0.123%。

20 关节病型牛皮癣有哪些指(趾)甲损害?

关节病型牛皮癣的特征表现是慢性关节炎。但是,有超过 80% 的关节病型牛皮癣患者也会出现指(趾)甲损害,尤其是远端指间关节受到损害。而无关节炎症状的牛皮癣患者,指(趾)甲受损的仅占 20%。

指(趾)甲损害主要表现为特征性的顶针样凹陷,其他还有甲板增厚、浑浊和失去光泽,油滴样变色,甲面发白,表面常高低不平,有横沟及纵嵴,常有甲下角质增生,严重时可有甲剥离,有时形成匙形甲。指(趾)甲病变虽然没有特异性,但仍可以为早期诊断提供线索,尤其是远端指间关节和邻近的指(趾)甲同时受损害时,常提示为本病。

21 关节病型牛皮癣有哪些伴发症状?

关节病型牛皮癣患者的全身症状，包括发热、体重减轻和贫血等。同时可伴有多种系统性损害：大约3%的患者可有眼部病变,如结膜炎、葡萄膜炎、虹膜炎和干燥性角膜炎等；极少数患者在晚期可出现主动脉瓣关闭不全、心脏肥大和传导阻滞等症状；肺部上叶可见纤维化；胃肠道可有炎症性肠病。

另外，还可能出现附着点炎，特别是在跟腱和跖腱膜附着部位的附着点炎，主要症状是足跟部疼痛。

22 关节病型牛皮癣皮损与关节炎有何关联?

多数关节病型牛皮癣患者，可有典型的牛皮癣皮损。也有学者报道，关节病型牛皮癣可与脓疱型牛皮癣或红皮病型牛皮癣同时发生。大约有33%的患者关节疼痛和皮损有关联。15%～20%的患者先出现关节疼痛，后出现皮损。

指（趾）甲损害包括小坑、纵嵴和甲碎裂，是唯一与关节病型牛皮癣发生明显相关的牛皮癣皮损。指（趾）甲损害见于90%的关节病型牛皮癣患者，而寻常型牛皮癣只有41%患者出现指（趾）甲损害。

有7%～33%的关节病型牛皮癣患者可出现眼部病症，如结膜炎或虹膜睫状体炎等。另外，还可有其他病症，如肺部纤维化和淀粉样变性等。

特殊类型

牛皮癣有很多常见的表现、共同的特征,同时牛皮癣在特定的时间、地点、环境中,还会有非同寻常的表现。或许,作为一种病,这正是它的魅力所在,吸引着一代又一代的皮肤科医生去探究、去寻觅。

 头部牛皮癣有何特征?

头皮部位的牛皮癣,其皮损可单独见于头皮,但多数情况下则同时见于躯干及四肢等处。

头部牛皮癣的皮损为边界清楚的红色斑疹,覆有厚厚的鳞屑,有时可融合成片,甚至满布头皮。鳞屑表面由于皮脂及灰尘相互混杂,而呈污黄或灰黄色,但剥离后其间仍为银白色。皮损处毛发由于厚积的鳞屑紧缩而呈束状,犹如毛笔,但毛发正常,无折断及脱落现象。

 牛皮癣可发生在面部吗?

寻常型牛皮癣,除了前额上部之外,一般不损害面部其他部位。

发生在前额上部的牛皮癣皮损主要是点滴状皮损,特别容易见于慢性牛皮癣急性复发的时候。而有些患者身体躯干部有顽固性的皮疹,也可发展到面部。较大

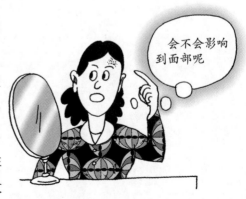

会不会影响到面部呢

的皮损通常有类似脂溢性皮炎或盘状红斑狼疮样表现。

 牛皮癣患者掌跖部有什么表现?

在皮肤科门诊,很少看到牛皮癣患者的皮损会发生在掌跖部位。

位于掌跖部的皮损可与身体其他部位同时发生,也可单独见于掌跖。皮损为边界明显的角化性斑片,其中央较厚,边缘较薄,斑上可有点状白色鳞屑或点状凹陷。皮损与局部摩擦等物理刺激或化学性损伤有关。因为皮损较厚,有时还可引起皲裂现象。

 黏膜部位牛皮癣有什么表现?

临床观察发现,大约有10%的牛皮癣患者黏膜也可受到损害。黏膜部位的皮损和典型的牛皮癣皮损有很大差异,有时容易误诊。

黏膜损害常发生于龟头和包皮内面,也可发生于口腔及眼结膜等处,还可见于尿道、膀胱等部位。发生于龟头和包皮内面者为边界清楚的光滑干燥性红斑,刮之有白色鳞屑。发生于口腔者以颊黏膜为多见,也可见于舌、硬腭、齿龈及口唇等处,损害为乳白色、灰白色或灰黄色的丘疹或肥厚斑片,周围红晕,基地浸润,表面呈浸渍状,剥离后有点状出血,露出鲜红色糜烂面。黏膜牛皮癣可单独发生,但大多在身体其他部位也可发现有牛皮癣损害。

 什么叫毛囊性牛皮癣?

毛囊性牛皮癣在临床上极为少见。

这种类型的牛皮癣常发生在典型牛皮癣损害之后。有两种不同的临床类型,即成人型和儿童型。其中成人型主要见于妇女,毛囊性损害作为泛发性牛皮癣的一部分,对称分布于两侧大腿部位。儿童型主要发生于少年儿童,疾病处于静止期或退行期,毛囊性损害可聚合在一起,形成非对称性斑块,皮损常发在身体的躯干部和腋窝部位。

脂溢性牛皮癣有何特点?

有时，某些牛皮癣患者的皮损很像脂溢性皮炎。这样的皮损不仅见于寻常型牛皮癣的好发部位，也可见于身体的屈侧，如肘前区、腋下、乳房下、腹股沟、脐部、臀间沟等处。

发生在这些部位的皮损潮湿，有红斑，鳞屑极少，油腻，柔软，呈云母状。这种形态的皮损可称为屈面牛皮癣，或脂溢性牛皮癣。

 尿布牛皮癣是牛皮癣吗?

> 表妹前几天从老家打电话给我，说 10 天前刚出生的小孙女屁股上长了许多红斑，上面有一些白色的皮屑，可能是因为瘙痒，孩子常哭闹不安。到乡卫生院就诊，医生说孩子可能患的是"尿布牛皮癣"，并开了一些激素类药物。尿布牛皮癣是牛皮癣吗，是不是很难治?

我告诉她，尿布牛皮癣又称牛皮癣样尿布皮炎，或婴儿牛皮癣。目前，这种病主要发生在出生后不久的婴儿，在婴儿的臀股部出现大片的红斑，上面可有白色的皮屑，患儿可有明显的瘙痒症状。但是，这种病是不是牛皮癣，医学上还没有定论。

我建议表妹带孙女去大医院就诊。因为尿布牛皮癣是一种很少见的皮肤病，孩子也许患的是尿布皮炎，或者其他的皮肤病，需要详细地进行鉴别论断。

最后，我告诉表妹，尿布牛皮癣并不像牛皮癣那样难治。可外用硫黄煤焦油软膏或鱼肝油软膏，常常可收到良好的效果。

 尿布牛皮癣有何表现?

尿布牛皮癣好发于婴儿，多在出生后数天至 9 个月内发病，尤其以 2 个月左右发病最为多见。这种病的发病率男女没有明显差别。春夏两季发病的患儿稍多一些。

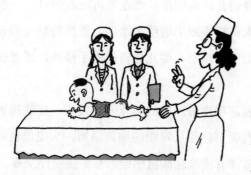

尿布牛皮癣，首先在婴儿的臀部和大腿等接触尿布的隆起部位开始发疹，但腹股沟及臀部等凹陷部位也可出现皮疹。皮损为暗红色或红褐色斑块，大小不等，呈圆形、卵圆形或地图形，可以互相融合，边界较清楚。斑块上覆有银白色层层堆积的细薄鳞屑，而且以斑块的边缘处相对较多。斑块周围可有粟粒至绿豆大的牛皮癣样丘疹，常呈卫星状排列。此类皮疹也可蔓延到躯干和四肢的近侧部位。有少数患儿头皮、面颈部和腋窝部位也可发生皮疹，但比较少见。一般无瘙痒或疼痛等自觉症状。

尿布牛皮癣和尿布皮炎是一种病吗？

有一天，米老师在皮肤科坐诊。在接待了一个"尿布牛皮癣"患儿之后，进修医师刘某问：尿布牛皮癣和尿布皮炎都发生在婴幼儿的臀部，都表现为红斑、鳞屑，有人认为这是一种病，对吗？

米老师介绍，尿布牛皮癣患儿的发病年龄与发疹部位和尿布皮炎相似，但后者无其他部位的牛皮癣样皮疹。

此外，两种病都可以有皮肤念珠菌感染。但对尿布牛皮癣来说，皮肤念珠菌感染仅仅是一种继发性感染。而对尿布皮炎来说，皮肤念珠菌感染则是重要发病原因。

最后米老师强调，目前医学界的看法是，尿布牛皮癣和尿布皮炎不是一回事。

婴儿湿疹和尿布牛皮癣有什么不同？

婴儿湿疹常发生于人工喂养的婴幼儿，即因为母乳不足加用牛奶或奶粉喂养的婴幼儿。这种病常发生于婴幼儿的头面部，严重者可泛发全身。一般肥胖的婴儿常表现为头面部米粒大红丘疹或半透明小水疱。消瘦的婴儿则表现为红斑、丘疹，有少量脱屑。因瘙痒难忍，婴儿会自己用手搔抓，或者在夜间哭闹不止。

尿布牛皮癣，通常先于臀及股部等接触尿布的部位开始发疹。皮肤损害为暗红色或红褐色斑块，斑块覆有银白色层层堆积的细薄鳞屑。头皮部也可以出现皮疹，但瘙痒症状较轻。常伴有皮肤念珠菌感染，有牛皮癣样发疹。

11 掌跖脓疱病和牛皮癣是一种病吗？

有些学者认为，掌跖脓疱病是脓疱型牛皮癣的一种类型，但还没有形成共识。这种病的发病原因比较复杂，部分患者有个人或家族牛皮癣史，或者将来会发展成寻常型牛皮癣。有些患者的发病与感染相关，扁桃体发炎的患者经抗生素治疗或扁桃体切除后皮损可减轻或痊愈。

另外，掌跖脓疱病还可能和金属过敏有关，观察发现，接触含金属的食品或金属牙料可能会使掌跖脓疱病发病或加重病情。还有，吸烟也可能是此病的诱发因素。

12 掌跖脓疱病主要有哪些表现？

掌跖脓疱病好发于中老年人，女性比男性多见，此病好发于掌跖部位，常对称发生。其中，足跖部发生皮疹的机会要比手掌部多一些。手指部位的皮损比较少见。

皮损为在红斑基础上出现小而深的脓疱，或先为水疱而后成为脓疱。反复发作，时轻时重，有不同程度的瘙痒，皮损处可有烧灼感，但很少有全身性的症状。各种外界刺激（肥皂、洗涤剂和外用刺激性药物等）、夏季局部多汗、月经前期、神经功能紊乱等因素均可诱发此病，或使其病情恶化。

诊断与鉴别

俗话说，无规矩不成方圆。牛皮癣的诊断对于医生和患者来说都是大事情。对于医生来说，是在面对一种新的重要的挑战；对于患者来说，意味着自己的人生将会发生巨大的改变。因此，牛皮癣的诊断一定要科学规范，要依规而行。

确定寻常型牛皮癣需具备哪些条件？

寻常型牛皮癣同时具备下列条件，即可做出诊断：

☯ 好发于头皮、背部、四肢伸侧及臀部。

☯ 发病早期常表现为夏愈冬发，或夏轻冬重，少数病例可能出现相反情况。

☯ 基本皮损为红色丘疹、斑丘疹或斑块，粟粒至绿豆大，可融合成片，边缘明显，上覆银白色厚鳞屑，将鳞屑刮除可见红色发亮的薄膜，再刮可见点状出血。皮损呈点滴状、地图状、钱币状、环状等排列。临床分进行期、稳定期和退行期。进行期可出现同形反应。

☯ 部分病例有黏膜受累，常见于龟头、口唇及颊部黏膜。龟头部位皮损为边缘清楚的红色斑片，无鳞屑。上唇可有银白色鳞屑。颊黏膜有灰黄色或白色的环形斑片。

☯ 大约30%的患者，可见指（趾）甲病变，表现为甲板的点状凹陷、甲下角化过度及甲剥离等。头发为束状发。

☯ 可有不同程度的瘙痒。

如何诊断脓疱型牛皮癣?

脓疱型牛皮癣可分为两种类型:

(1)掌跖脓疱型牛皮癣:多发于掌跖部位。皮损为对称性红斑,其上有许多针头至粟粒大小的脓疱,不易破溃,经10～14天可自行干涸、结褐色痂。痂脱后出现小片鳞屑,鳞屑下又有新的脓疱形成,反复发生。常常伴有甲受损。

(2)泛发性脓疱型牛皮癣:少见,好发于中年人,由寻常型牛皮癣因各种刺激发展而成。发疹前1～2天常有发热、乏力、关节痛和烧灼感等前驱症状。牛皮癣皮损加重发红,其上出现直径2～3毫米的黄色浅表性脓疱,可融合成直径为1～2厘米的"脓湖",正常皮肤处也可发生。皮损呈周期性反复发作,进行性加剧,也可发展为红皮病。

 确诊红皮病型牛皮癣应符合哪些条件?

符合以下条件,即可诊断为红皮病型牛皮癣:

♨ 多因治疗不当发展而成,特别是在寻常型牛皮癣进行期应用刺激性较强的外用药,或糖皮质激素不规则用药或减量方法不当。

♨ 关节病型牛皮癣和泛发性脓疱型牛皮癣容易转为本型。

♨ 可由慢性牛皮癣发展而成,也有少数患者在早期出现红皮病样皮损。

♨ 皮损为全身弥漫性潮红浸润,但常见小片正常皮肤存在,称为皮岛。有大量脱屑,手足皮肤呈破袜套或手套样剥脱。皮疹逐渐消退后,典型牛皮癣皮损可再显现。

♨ 实验室检查。常见白细胞增高及红细胞沉降率(简称血沉)加快。

♨ 组织病理。红皮病型牛皮癣,除牛皮癣的病理特征外,其变化与慢性皮炎或湿疹相似。

4 怎样诊断关节病型牛皮癣?

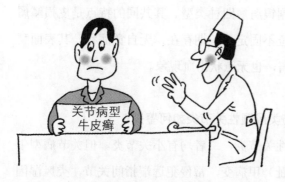

关节病型牛皮癣,符合下列条件,即可做出诊断:

(1)皮肤表现:皮损是诊断关节病型牛皮癣的重要依据。一般牛皮癣皮损出现之后,出现关节病症状;有时,皮损出现在关节炎之后,则需详细询问病史,特别是牛皮癣家族史。

(2)指(趾)甲表现:顶针样凹陷(> 20 个),指甲剥脱、变色、增厚、粗糙、横嵴和甲下过度角化等。

(3)关节表现:本病可累及一个或多个关节,以指关节、跖趾关节等手足小关节为主,远端指间关节最易受累,常呈不对称分布,有关节僵硬、肿胀、压痛等表现。

(4)脊柱病变:可有腰背痛和脊柱强直等症状。

5 牛皮癣与玫瑰糠疹如何鉴别?

牛皮癣冬春季常发作或病情加重,夏季缓解或自愈。好发于四肢伸侧及头皮部位,皮损上有多层银白色鳞屑,刮去鳞屑可见发亮的薄膜和点状出血。

玫瑰糠疹为春季多发的皮肤病。好发于颈、躯干、四肢近端,为椭圆形红色斑疹,上覆白色糠秕样鳞屑。初起为单个损害,称为母斑,直径可达2 ~ 5厘米或更大。1 ~ 2天后陆续出现较小的红斑,发生于躯干处,皮疹长轴与皮纹一致,一般4 ~ 6周可自行消退,不复发。

6 牛皮癣与副银屑病如何鉴别?

牛皮癣好发于四肢及头皮部位,病情顽固复杂。皮损上鳞屑较厚,刮去鳞屑可见发亮薄膜和点状出血。

副银屑病发病率很低，临床上可分为急性苔藓样糠疹、慢性苔藓样糠疹、小斑块状副银屑病、大斑块状副银屑病四种类型。其共同的特点是皮损鳞屑较薄，基底炎症轻微，发病部位不固定，长期存在，无自觉症状。其表面鳞屑不易刮去，即使刮去表面鳞屑，也无点状出血现象。

 关节病型牛皮癣与类风湿性关节炎如何鉴别？

关节病型牛皮癣和类风湿性关节炎，二者均有小关节炎。但关节病型牛皮癣有牛皮癣皮损和特殊指（趾）甲病变，常侵犯远端指间关节，类风湿因子常为阴性。有典型的 X 线表现，如笔帽样改变，部分患者有脊柱和骶髂关节病变。

类风湿关节炎多为对称性小关节炎，以近端指间关节和掌指关节、腕关节受累常见。可有皮下结节，类风湿因子常为阳性，X 线显示以关节侵袭性改变为主。

 牛皮癣与扁平苔藓如何鉴别？

牛皮癣好发于四肢及头皮部位，皮损较重，皮损上鳞屑较厚，刮去鳞屑可见发亮薄膜和点状出血。

扁平苔藓是一种少见的疾病，主要发生在前臂和手腕的屈面、胫和踝部。皮损为紫红色或淡紫色多角形扁平丘疹，表面有光泽，仔细观察可见微细的灰白色小点或网状细纹，涂油后看得更加清楚。皮疹可散在分布于身体各个部位，也可以密集而局限于一个部位。30％～70％患者可累及颊黏膜、齿龈或口唇，发生白色或浅蓝色的微细条纹，融合而成网状。指（趾）甲可出现纵嵴和增厚，并有特征性的翼状胬肉。有的患者表现在外阴，损害与口腔黏膜表现类似。伴有轻度瘙痒。

 牛皮癣与慢性湿疹如何鉴别？

牛皮癣慢性期皮损增厚，呈红色斑块，有时与慢性湿疹类似。但牛皮癣皮损上多有鳞屑，且刮去鳞屑后可见发亮薄膜和点状出血。

慢性湿疹好发于头皮、手足、耳后、脐部、外阴、肛门等部位，急性期或早期可有水疱渗出、糜烂、结痂，慢性期皮损肥厚，呈苔藓样变及有色素沉着，伴有剧烈瘙痒。

10 牛皮癣与牛皮癣样梅毒疹如何鉴别？

牛皮癣好发于四肢及头皮部位，皮损上鳞屑较厚，刮去鳞屑可见发亮薄膜和点状出血。无异常性接触史，梅毒血清试验阴性。

牛皮癣样梅毒疹，为紫铜色丘疹组成的浸润性斑块，常排列成特殊的图案。鳞屑呈淡棕色而稀少，梅毒血清试验阳性，全身淋巴结肿大，常有黏膜斑、扁平湿疣和二期梅毒的一些其他症状。皮损一般不伴有瘙痒。

11 牛皮癣与神经型皮炎如何鉴别？

牛皮癣和神经性皮炎都是顽固性的皮肤病。二者有许多类似之处，并且神经性皮炎在历史上也曾被称作牛皮癣。当然，二者也有一些不同之处。

牛皮癣好发于头皮和四肢伸侧。有时可以表现为浸润型斑块，瘙痒剧烈。但牛皮癣具有银白色鳞屑、发亮薄膜及点状出血现象。

神经性皮炎，皮损为群集性的、苔藓样丘疹或苔藓样变斑块，多发生在四肢的伸侧、颈后及骶尾等易摩擦易搔抓的部位，通常对称分布，皮损肥厚明显，皮嵴隆起，皮纹粗大。多有剧烈的瘙痒症状。患病部位时时受到搔抓，但除抓破处有抓痕和小面积渗液结痂外，损害的表面总是很干燥，不发生水疱或糜烂。

12 牛皮癣与毛发红糠疹如何鉴别？

牛皮癣好发于头皮和四肢伸侧。发生在头皮部位的牛皮癣呈红色斑块状，鳞屑较多，有明显的束状发。

毛发红糠疹，皮损为粉红至红褐色的尖顶毛囊性角化丘疹。具有角质栓，对称分布于颈、躯干和四肢的伸侧。丘疹可融合成红色斑块，界限分明，表面可有脱屑。近端指节背面常有毛囊性角化丘疹存在。掌跖角化过度，头皮脱屑，颜面部位发红脱屑。病程较慢，自觉症状比较轻。身体的大部分最后可被脱屑性红斑所覆盖，残留一些不规则的岛屿般正常区域，甚至成为红皮病。指（趾）甲可增厚、浑浊。

 颜面部牛皮癣与盘状红斑狼疮如何鉴别？

牛皮癣的皮损很少发生在颜面部位。如果出现，常发生在前额部位，而且伴有头皮部位的损害。牛皮癣的皮损无光敏感现象，日常照射后皮损可能减轻。

盘状红斑狼疮（DLE）的皮损为散在性斑块，常发生在面部和头皮部位，伴有萎缩、鳞屑和脱发。盘状红斑狼疮的鳞屑为灰色，呈黏着性，因鳞屑下面有毛囊角栓黏着，故剥去鳞屑后可见乳头样突出。盘状红斑狼疮的皮损对光高度敏感，日光照射后皮损加重。

 牛皮癣指甲损害与甲癣如何鉴别？

牛皮癣患者的指甲常发生一些病理改变。无论手指甲或足趾甲均可受累，其特征性改变是出现许多直径1毫米左右的小凹陷，如圆珠笔压迫造成；褐色，卵圆形，直径2～4毫米的斑点（油斑）；甲分离，指甲的游离缘隆起于甲床，其远端裂开，指甲下有痂壳堆积。

甲癣的表现有时与牛皮癣类似。但甲癣发病多先自游离缘或侧缘发病，甲屑内可查到真菌。同时可伴有手足癣。

15 掌跖脓疱型牛皮癣与汗疱疹如何鉴别？

掌跖脓疱型牛皮癣与汗疱疹都发生在掌跖部位，二者都可表现为水疱或脓疱，有时需要进行鉴别。

掌跖脓疱型牛皮癣是一种发生在手掌、足趾部位的无菌小脓疱，反复发作，病情常比较严重。多并发有指（趾）甲的异常改变，如甲分离、顶针样甲等。

汗疱疹常发生在每年的4～5月或夏秋之交。这种病有明显的遗传倾向。主要表现为手掌及手指两侧密集的粟粒大透明水疱，稍后水疱破裂脱屑，常伴有明显瘙痒，有时脱屑严重也可伴有疼痛。

 16 头部牛皮癣与头癣如何鉴别？

头部牛皮癣可发生于任何年龄段，但以青壮年为主。主要表现为红色斑块，上覆大量银白色鳞屑，鳞屑较干燥，容易刮去，有发亮薄膜及点状出血现象。因鳞屑较多使周围毛发粘连，头发可呈束状，但无断发，真菌检查为阴性。

头癣由致病真菌引起，可分为黄癣、白癣和黑癣三种类型。三种类型的头癣表现各有特点，但其共同点为都有断发现象。其中，黑癣毛发出头皮即断，远望如黑点；白癣毛发无光，多在距表皮2～5毫米处折断；黄癣可广泛侵及头皮，断发参差不齐。另外，头癣真菌检查为阳性。多见于儿童。

17 红皮病型牛皮癣与一般红皮病如何鉴别？

红皮病型牛皮癣与一般红皮病表现相似。但是，红皮病型牛皮癣在身体的其他部位可有典型的牛皮癣皮损。或者，在红皮病基本痊愈之后，可出现寻常型牛皮癣的皮损。

红皮病是一种累及全身或广大皮面，以弥漫性潮红、持续大量脱屑为主症的慢性炎症性皮肤病。红皮病多发于中年男性，在四肢或关节屈面发生局限性红斑，迅速扩展至全身。大多干燥，少数可浸润结痂，继而大量脱屑，呈糠秕状或叶状，掌跖部有手套、袜套状鳞屑脱落，常伴有毛发稀少，指（趾）甲病变及淋巴结肿大。病情严重者可并发支气管肺炎、肝功能损害、恶性肿瘤等，甚至危及生命。

18 头部牛皮癣与脂溢性皮炎如何鉴别?

头皮部位的牛皮癣，其皮损常为钱币状斑块，但有时沿前发际线有带状斑片，或在枕骨处有一掌面大小的斑块，可增厚，伴瘙痒，并伴有苔藓样变。还有一些病例只有大量鳞屑，没有瘙痒和脱发。头皮受累的

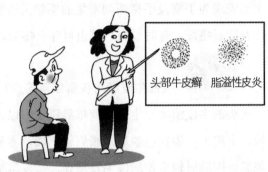

头部牛皮癣　脂溢性皮炎

患者常伴有耳上方和后方皱折处的皲裂，外耳道可见红斑鳞屑斑块。并可于早期伴发或单独出现指甲表面的顶针状小凹陷和龟头部位的角化过度斑。

脂溢性皮炎，其头皮损害的边缘不明显，炎症不突出，皮疹上的鳞屑呈糠秕状，无点状出血。头皮部位脂溢性皮炎常伴有脱发，毛发不呈束状。

19 关节病型牛皮癣与强直性脊柱炎如何鉴别?

关节病型牛皮癣如果侵犯脊柱，则需要和强直性脊柱炎进行鉴别。

关节病型牛皮癣所引起的脊柱病变，其脊柱和骶髂关节病变常不对称，可呈"跳跃"式改变，常发病于年龄大的男性，症状较轻，有牛皮癣皮损和指（趾）甲改变。

强直性脊柱炎患者的发病年龄较轻，无皮肤及指甲病变，脊柱、骶髂关节病变常对称性发生。

治疗指南

在治疗牛皮癣时，我们应该有自己的初心，有我们想要达成的目标。这个初心和目标将如“阳光”，引领我们走完整个追梦里程。

1 牛皮癣的治疗目标是什么?

凡事都会有一个方向，有一个目标。我们采取了许多手段来干预牛皮癣的进程，那么我们的目标是什么呢？

牛皮癣治疗的目标就在于控制患者的病情，延缓皮损向全身发展的进程，减轻红斑、鳞屑、局部斑片增厚等症状，稳定病情，避免复发，尽量避免副作用，提高患者生活质量。

不同类型的牛皮癣治疗目标如下：

对初发性点滴状牛皮癣患者，要争取治愈，并力求长期不复发。

对部分难治患者来说，应尽可能地消除或减轻患者躯体的不适，解除患者的心理压力，减轻经济负担，提高患者的生活质量。

对间歇、反复发作的牛皮癣患者，要尽量延长疾病的缓解期。

对红皮病型、关节病型牛皮癣等严重类型的患者，要促使其向寻常型转变。

2 牛皮癣的治疗原则是什么?

牛皮癣的治疗手段有很多，效果各不相同。牛皮癣治疗应遵循以下原则：

（1）正规：强调使用目前皮肤科界公认的治疗药物和方法。

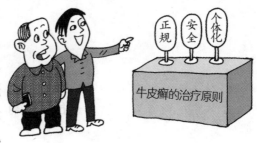

（2）安全：各种治疗方法均应以确保患者的安全为前提，不能为追求近期疗效而发生严重的不良反应，不应使患者在无医生指导的情况下长期采用对其健康有害的方法。

（3）个体化：在选择治疗方案时，要全面考虑牛皮癣患者的病情、需求、耐受度、经济承受能力、既往治疗史及药物的不良反应等，综合、合理地选择治疗方案。

 对寻常型牛皮癣，应采取什么治疗方案？

牛皮癣是一种慢性疾病，容易反复发作。有些治疗手段虽能控制病情，但副作用较大。因此，对于轻度的寻常型牛皮癣，应以外用药治疗为主，可同时考虑应用光化学疗法。如果病情需要，可选择内用药物，但是必须考虑可能出现的不良反应。

对于中度、重度的寻常型牛皮癣，可采用紫外线、光化学疗法，内服甲氨蝶呤、环孢素、维 A 酸、生物制剂等，也可以采用联合治疗的方法。

 牛皮癣的脓疱型、红皮病型，其治疗原则是什么？

脓疱型牛皮癣和红皮病型牛皮癣，是牛皮癣的严重类型，需要慎重对待。

对于脓疱型牛皮癣，可内用维 A 酸、甲氨蝶呤、环孢素等药物，也可以采用紫外线照射和光化学疗法，同时也可选用生物制剂、支持治疗和联合疗法。

红皮病型牛皮癣，可选用维 A 酸、环孢素、甲氨蝶呤、生物制剂和支持治疗，另外，采用联合疗法，也是一种很好的选择。

掌跖脓疱病如何防治?

防治掌跖脓疱病,首先要去除诱因。可以口服四环素类药物、维A酸类药物。如使用维A酸类药物2个月后,病情常可明显改善。长期应用维A酸类药物,需定期监测药物的不良反应。也可以口服秋水仙碱、雷公藤或昆明山海棠。在脓疱减少后,应用维持剂量以巩固疗效。

局部可用糖皮质激素进行封包治疗,效果较好。也可联合外用焦油类或维A酸软膏。光化学疗法或浅层X线照射有一定效果。

 关节病型牛皮癣应选择什么治疗方案?

关节病型牛皮癣是牛皮癣的严重类型。如果治疗不及时,可能会造成不可挽回的后果。

此病可选用非甾体类抗炎药、甲氨蝶呤、来氟米特、环孢素、硫唑嘌呤、柳氮磺胺吡啶、生物制剂等,同时也可采用支持治疗和联合疗法。值得注意的是,非甾体类抗炎药中的吲哚美辛和保泰松因可以使牛皮癣的皮损加重,不适合用于关节病型牛皮癣。

 牛皮癣能根治吗?

在皮肤科门诊,经常有患者问医生:牛皮癣能根治吗?

众所周知,牛皮癣是皮肤顽症,十分难治。目前治疗牛皮癣的手段有很多,有些效果也很好。但是对于多数患者来说,复发几乎是肯定的,而且每一种疗法都有逐渐失效的倾向。

因此,治疗方案要根据皮损部位、严重程度、病期、治疗史和患者年龄而定。对于某些较轻的病例,可以仅进行局部用药,也可以配合全身用药。专家推荐使用联合治疗、序贯治疗的方案,常具有较好的效果,且副作用也较小。

如何对牛皮癣进行病情评估？

在为牛皮癣患者确定治疗方案前，医师需要对牛皮癣的严重程度进行评估。

目前，可以简单界定牛皮癣严重程度的方法为"十分规则"：体表受累面积（BSA）＞10%（10个手掌的面积），或牛皮癣面积与严重程度指数（PASI）＞10，或皮肤病生活质量指数（DLQI）＞10，即为重度牛皮癣。其中，体表受累面积＜3%为轻度，3%～10%为中度。另外，还要考虑皮损范围、部位，以及对生活质量的影响等多种因素。

 什么是牛皮癣的心理疗法？

牛皮癣的心理疗法是用医学心理的原理和方法，通过医务人员的言语、表情、姿势、态度和行为，或是通过相应的仪器及环境来改变患者的感觉、认识、情绪、性格、态度及行为，使患者增强信心，消除紧张，促进患者的代偿、调节功能恢复，从而达到治疗疾病的目的。

心理治疗可采用个别治疗、集体治疗、家庭治疗和社会治疗的方式，也可采用生物反馈疗法和腹式呼吸训练，以增强患者内在的免疫调节功能。

 什么叫联合治疗？

联合治疗，就是采用两种或两种以上的药物或手段来治疗疾病的方法。联合治疗的目的是以最小的剂量互相协同或累加达到最好的效果，而不良反应最小。

目前，同时用两种不同疗法联合治疗已成为治疗牛皮癣的重要手段。一旦牛皮癣皮损被有效清除，则应该逐渐减少联合治疗的药物，最后以某一种药物或方法进行维持。

11 什么叫交替治疗？

交替治疗是一种针对牛皮癣的治疗方法。通过药物或者治疗方法的交替使用，可以减少毒副作用。交替治疗的主要目的是降低药物或者某种方法的毒副作用。

首先，可以在最初的治疗药物达到毒性水平之前，转换为另外一种药物。或者由于最初的治疗效果逐渐降低，或不良反应增加，在应用一段时间以后，更换为另外一种药物，以降低药物的累积毒性。最早应用的交替治疗是中波紫外线加焦油，光化学疗法加甲氨蝶呤和阿维A，每1～2年更替1次。外用药、系统用药和光化学疗法可以交替使用，生物制剂也可在交替治疗中发挥作用。

12 什么叫序贯治疗？

序贯治疗，是临床医生根据患者病情，将特异的治疗方法进行排序，依次使用，以提升疗效、降低不良反应的一种治疗方法。序贯治疗可包括以下三个阶段：第一阶段为清除阶段，使用快速作用的药物，疗效好，但常有明显不良反应；第二阶段为过渡阶段，是指一旦患者病情缓解，可采用维持治疗，并逐渐减少最初的治疗药物；第三阶段是维持阶段，仅用维持治疗药物。

在某些患者的清除阶段，可联合应用快速作用药物和维持药物，特别是在二者联合能提高疗效的时候。

13 如何根据患者病情确定治疗方案？

一般来讲，轻度和局限型牛皮癣应该以外用药治疗为主。但是，如果患者对外用药物治疗效果不满意，也可以进行光化学疗法或全身治疗。

中度、重度牛皮癣，主要采用光化学疗法和全身治疗。个体化治疗时，除了要考虑患者疾病的严重程度，还应考虑患者的健康状态和生活方式。中度、重度牛皮癣患者采用单一疗法效果常不明显，应该给予联合、交替或序贯治疗。

由于牛皮癣可能因感染、精神紧张、酗酒而诱发或者加重，因此可开展心理治疗，以消除患者的误解和顾虑，增强战胜疾病的信心，改变不良的生活习惯，祛除可能的诱因。

另外，在选择治疗方案时，还应考虑到患者的经济承受能力。

为什么说关节病型牛皮癣治疗要及时?

关节病型牛皮癣是牛皮癣的一种严重类型。在其关节炎的治疗过程中，特别要注意保护关节，避免剧烈活动。关节病型牛皮癣常常和脓疱型牛皮癣或红皮病型牛皮癣同时发病，多伴有高热、贫血等全身症状。

因为关节病型牛皮癣病情严重，对患者机体危害大，因此要抓紧时间进行正规治疗，才能避免给患者造成不可挽回的损伤，减轻患者身心的痛苦。

 饥饿疗法能治疗牛皮癣吗?

> 我的朋友王林是一个胖子，患有多年的牛皮癣，最近他听说饥饿疗法能治疗牛皮癣，就想试一试，同时还可以减肥。王林做得对吗? 饥饿疗法真的能治疗牛皮癣吗?

饥饿疗法治疗牛皮癣并不是一个新鲜的说法，多年前就有许多专家注意到这个问题。据文献报道，一些患者在饥饿和营养不良的状态下，会出现牛皮癣发病率降低或病情好转的现象。

因此，有人提出采用饥饿疗法或低蛋白饮食治疗牛皮癣，但多个学者的临床观察结果证实，饥饿疗法对治疗牛皮癣并无明显疗效。

后来，我给王林讲了这些道理，他就打消了这个念头。我给他的建议是，若病情不严重的话，可不用药或少用药。若病情严重的话，要在医生指导下规范治疗，最好是多种办法联合应用。

 为什么不提倡用地塞米松治疗寻常型牛皮癣?

牛皮癣是一种十分顽固的皮肤病，病情很难控制，控制后又极易复发。

地塞米松是一种糖皮质激素类药物，很早以前已被用来治疗牛皮癣。但是，长期使用激素类药物，可能会出现许多严重的副作用，如高血压、肥胖、骨质疏松等。而且使用激素药物控制病情之后，一旦停药，会出现反跳现象，病情反而会更严重。使用激素药物，还可能使寻常型牛皮癣转化为红皮病型牛皮癣或脓疱型牛皮癣。因此，目前不提倡使用地塞米松等激素药物来治疗寻常型牛皮癣。

17 牛皮癣患者为什么要用保湿剂？

牛皮癣患者持续存在着皮肤屏障功能的损伤，而皮肤屏障功能的损伤也可能影响牛皮癣的整个发展进程。

保湿剂可以强化表皮原有的脂质膜结构，减少皮肤水分丢失，减轻皮肤损伤，促进受损皮肤修复。同时，保湿剂可以明显提高皮肤的含水量，增加皮肤的弹性。此外，保湿剂所含有的脂质还可以补充表皮细胞间缺乏的脂质，帮助修复皮肤屏障。因此，保湿剂可以用于牛皮癣的辅助治疗。

有学者研究证实，卡泊三醇配合保湿剂治疗牛皮癣，较单用卡泊三醇效果更好，并且能够减少药物的用量，从而减轻药物对皮肤的刺激。也有学者报道，与单独使用中波紫外线照射治疗牛皮癣相比，加用保湿剂能够获得更好的疗效。

药物治疗

打仗需要士兵，士兵需要武器。对付牛皮癣，皮肤科医生手中的"武器"有很多。这些"武器"有的威力很大，有的效果可疑。其中，治疗牛皮癣的药物就有很多。要了解它们的优势，它们的短板，才有可能克敌制胜。

 如何应用甲氨蝶呤治疗牛皮癣?

> 有一天，省医院的皮肤专家李教授到县医院坐诊。有一位患者得牛皮癣6个月，皮损为红色斑块，专家建议加用甲氨蝶呤。当地医院的马医生问：如何应用甲氨蝶呤治疗牛皮癣呢?

专家介绍，甲氨蝶呤治疗牛皮癣，一般推荐的治疗方案是：每周3次口服（间隔12小时），或每周1次口服，或每周1次皮下注射。每周剂量从5毫克到50毫克不等。一旦甲氨蝶呤的口服剂量超过25毫克，药物吸收便不可预测，因此专家推荐使用皮下注射。

起始剂量为每周5～15毫克，维持剂量可根据治疗效果调整为每周5～22.5毫克，起效时间为4～8周。

专家提醒，在应用甲氨蝶呤治疗牛皮癣时，一定要密切观察病情变化，注意预防副反应的发生。

 为什么长期治疗牛皮癣，首选甲氨蝶呤?

在治疗牛皮癣时，皮肤科医生总喜欢使用甲氨蝶呤。他们为什么要这样做呢？

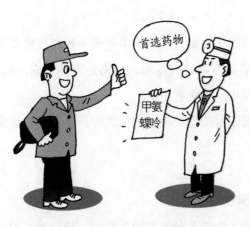

☺ 甲氨蝶呤起效缓慢，故不推荐用于短期诱导治疗，可用于长期治疗。

☺ 甲氨蝶呤在所有系统用药中价格最便宜，患者长期使用，经济负担最小。

☺ 甲氨蝶呤长期治疗效果好，经过 16 周甲氨蝶呤治疗后，60％～75％的患者牛皮癣面积与严重程度指数评分减少可达 75％。另外，研究证实，甲氨蝶呤用于长期治疗牛皮癣时，其疗效会持续增加。

因此，甲氨蝶呤被认为是牛皮癣长期治疗的首选药物。

 用甲氨蝶呤治疗牛皮癣应注意哪些问题？

尽管甲氨蝶呤治疗牛皮癣的效果比较好，但是还应注意采取措施预防副反应的发生。

在进行治疗前，必须确定患者无肝、肾疾病史。此外，还必须了解患者是否酗酒，是否有肝硬化，是否有其他严重疾病或是否处于妊娠（哺乳）期，生育能力如何，有无白细胞减少、血小板减少现象，是否为传染性疾病活动期，有无免疫缺陷、贫血、结肠炎或依从性差等情况。

在治疗前，患者还必须进行肝功能、血尿常规的检查，了解肝功能、肾功能及血液系统情况，同时还要做艾滋病病毒（HIV）抗体检查。

妊娠和哺乳期妇女、酗酒者、对甲氨蝶呤活性成分敏感者、骨髓功能异常、严重肝病、严重感染、免疫缺陷、活动性消化性溃疡、血液学改变（白细胞减少、血小板减少、贫血）及肾衰竭患者禁用此药。

 糖皮质激素能治疗牛皮癣吗？

糖皮质激素是皮肤科常用药物，可以治疗多种疾病。但糖皮质激素并非适用于所有类型的牛皮癣。

糖皮质激素可以用于治疗脓疱型牛皮癣、关节病型牛皮癣和红皮病型牛皮癣。但是，全身使用糖皮质激素具有潜在的危险，特别是容易形成反跳，或转变为更严重类型的牛皮癣。因此，要慎重使用。

除了局部用药，或者通过局部注射治疗局限型皮损之外，寻常型牛皮癣不推荐使用糖皮质激素。

 维生素治疗牛皮癣效果如何?

目前，维生素类药物被广泛用于治疗各种类型的牛皮癣，且取得了较好效果。

其中，维生素 A 可维持上皮细胞正常发育，但剂量宜大。每日可用 30 万单位至 60 万单位，分 2 次肌内注射。

（1）维生素 C：一般为每日用维生素 C 1 克静脉注射，一个月为 1 个疗程。有人认为维生素 C 可通过抑制磷酸二酯酶而增加组织细胞中的环磷酸腺苷含量，从而提高皮损内的环磷酸腺苷水平，抑制表皮细胞的增殖与分裂而发挥治疗作用。对急性初发、皮损广泛的点滴状牛皮癣患者，采用本品治疗，其疗效较为满意。

（2）维生素 D_2：对急性进行期及脓疱型牛皮癣有一定疗效。成人每次口服 1 万单位至 2 万单位，每日 3 次，或每次 40 万单位肌内注射。注意用药时应及时补充钙剂。由于本药有一定毒性，长期应用可伤及肾脏，并可引起恶心、呕吐及腹泻等消化系统症状。若应用剂量较大或时间较长，应注意预防副作用的发生。

 维 A 酸类药物治疗牛皮癣效果怎样?

维 A 酸类药物是近年来用于治疗牛皮癣的药物，效果很好，也很有前途。

13- 顺维 A 酸口服，治疗脓疱型牛皮癣具有良好疗效，每日剂量为 0.5～0.74 毫克 / 千克。芳香维 A 酸乙酯和阿维 A 治疗泛发性脓疱型牛皮癣比慢性斑块型牛皮癣更有效，每日剂量为 0.5～1.0 毫克／千克。此药对红皮病型牛皮癣也有很好疗效，还能使关节病型牛皮癣得到很大改善。联合应用维 A 酸类与光化学疗法对慢性斑块型牛皮癣也非常有效，这种方法能使中波紫外线剂量减少 75%。

维 A 酸类药物的副作用主要包括唇炎、干燥性结膜炎、面部皮炎、皮肤干燥症、干燥性鼻炎伴鼻出血以及皮肤脆弱等，还有潜在的致畸作用。

 如何用阿维 A 治疗牛皮癣？

阿维 A 在体内半衰期非常短。它有致畸性，建议育龄妇女停药 3 年以上才能妊娠。饮酒可增加阿维 A 对育龄妇女的潜在危险性。

阿维 A 治疗牛皮癣，每日起始剂量为 0.3～0.5 毫克／千克，4 周后可改为 0.5～0.8 毫克／千克，维持剂量因人而异，起效时间一般为 4～8 周。有肾脏和肝脏损害者、妊娠和哺乳期妇女、酗酒者、糖尿病患者、佩戴隐形眼镜者、胰腺炎病史者、高脂血症患者均禁用。阿维 A 的主要不良反应有维生素 A 过多症。阿维 A 与苯妥英钠、四环素类抗生素、甲氨蝶呤不能同时使用。

 用阿维 A 治疗牛皮癣，应注意哪些问题？

阿维 A 治疗牛皮癣效果较好，但其副作用也比较明显，因此需要提高警惕。

妊娠和育龄期妇女治疗前，必须告知该药有胎儿致畸的危险，建议采取有效的避孕措施。需询问患者有无骨痛和关节痛，并进行必要的实验室检查。

长期治疗（1～2 年）后应对脊柱和关节进行放射学检查，排除骨化作用。育龄期妇女在治疗结束后 2 年内需避孕及戒酒。单独用阿维 A 来治疗中、重度牛皮癣，疗效不太令人满意，建议与其他疗法联合。比如，阿维 A 与窄波紫外线照射联合可产生协同效应，就具有很好的效果。

 口服抗生素治疗牛皮癣效果如何？

研究证实，金黄色葡萄球菌和链球菌能分泌多种外毒素，并作为超抗原导致 T 淋巴细胞大量激活，从而导致点滴状牛皮癣发病和加重。因此，口服抗生素对有这些微生物感染的牛皮癣患者是必需的。

罗斯伯格等人曾报道过因"补体旁路激活"导致牛皮癣加重的病例，激活原因有卵圆形马拉色菌、肠道酵母菌以及革兰阴性菌产生的内毒素。因此，他使用酮康唑口服治疗牛皮癣获得了很好疗效。伊曲康唑对掌跖脓疱病也有肯定疗效。

10 如何使用环孢素治疗牛皮癣？

环孢素是一种新型免疫抑制药物。环孢素可以通过免疫抑制作用来治疗牛皮癣，这可能与其能够下调前炎症表皮细胞因子有关。许多研究显示环孢素治疗顽固性牛皮癣有效，新型微乳胶剂 Neoral（商品名）治疗效果更好，而且生物利用度更高。

环孢素诱导剂量为 2.5 ～ 3 毫克 / 千克，每天 2 次给药，可逐步增加至 5 毫克 / 千克，直到出现临床效果，然后逐渐减少剂量。在停用环孢素时，可能导致严重的病情发作。所以当减少环孢素剂量时，建议采用替代治疗，如使用光化学疗法或口服阿维 A 等。

环孢素治疗牛皮癣的推荐剂量为 2.5 ～ 3 毫克 / 千克，最大为 5 毫克 / 千克。诱导治疗结束后可进行为期 8 ～ 16 周的维持治疗，每 14 天减 0.5 毫克 / 千克。

11 用环孢素治疗牛皮癣有哪些注意事项？

在应用环孢素治疗牛皮癣之前，医生应详细询问患者既往有无严重感染、恶性肿瘤、肾脏和肝脏疾病等，明确是否同时使用其他药物治疗。并进行包括恶性肿瘤的排查、测血压、注意有无感染迹象的实验室检查和体检等。

在治疗期间，应仔细检查患者的皮肤黏膜情况，如有无体毛增加、牙龈增生等，有无感染迹象及胃肠道、神经症状，并对血压进行监测。要反复强调避光和防晒，以免引起光毒性反应。在采用每天 2.5 ～ 3 毫克 / 千克剂量长期治疗时，实验室检查间隔期可延长至每 2 月 1 次。若患者具有危险因素，相应的实验室检查间隔时间应缩短。

临床研究证实，环孢素对成人的牛皮癣治疗相当有效。在治疗 12 ～ 16 周后，50% ～ 70% 的患者皮损面积与严重程度指数减少 > 75%。环孢素推荐用于中度、重度成人皮损患者的诱导治疗，也可以用于某些患者的长期治疗，但最长不超过 2 年。与局部药物联合治疗，特别是与局部维生素 D_3 类似物或糖皮质激素联用可取得良好效果。

12 氨苯砜能治疗哪种类型的牛皮癣？

氨苯砜属于芳香胺类药物，是一种治疗麻风病的有效药物。这种药物可影响叶酸的合成，具有抗菌作用，对麻风杆菌有抑制作用。

同时，氨苯砜通过清除多形核细胞产生的活性氧、抑制炎症介质的释放、抑制细胞和体液的免疫反应，来治疗多种顽固性皮肤病。

目前，氨苯砜主要用于治疗脓疱型牛皮癣，包括掌跖脓皮病等，已取得较好疗效。

13 为什么要提倡联合治疗牛皮癣？

针对严重类型的牛皮癣，多种方法联合应用可提升疗效，同时降低单个药物的毒性。比如使用甲氨蝶呤治疗时，同时外用糖皮质激素，可以降低甲氨蝶呤的剂量。甲氨蝶呤联合依曲替酯治疗严重泛发性脓疱型牛皮癣，也具有非常好的疗效。另外，联用甲氨蝶呤和光化学疗法可获良效，但应警惕这种方法存在诱发鳞状细胞癌的风险。

对于牛皮癣，有多种联合治疗的方案可供选择。光化学疗法和依曲替酯、光化学疗法和环孢素、光化学疗法和甲氨蝶呤，这些方案都能取得良好疗效。同样，环孢素和阿维 A、羟基脲和柳氮磺吡啶联合治疗严重的顽固性病例也有明显成效，值得继续关注和研究。

14 迪银片能治疗牛皮癣吗?

最近刘玲在网上看到一则消息:迪银片是目前治疗牛皮癣的常用药物,其主要成分是氨肽素、氯苯那敏、氨茶碱及活性多肽等。于是她打电话问皮肤科的王主任:"这个药是否对我合适?是否有用呢?"

迪银片,又称复方氨肽素片,其主要成分包括氨肽素、氯苯那敏、氨茶碱等。此药能显著提高人体免疫力,改善微循环、降低血液黏稠度、维持正常人体蛋白代谢及多种微量元素平衡,有效调节人体表皮角质形成细胞增殖与分化,从多方面发挥消除牛皮癣症状的作用。

迪银片的主要成分为氨肽素,含多种氨基酸、多肽及微量元素,有助于调节机体免疫功能,促进机体的营养代谢。另一种成分氨茶碱能抑制机体内磷酸二酯酶的活性,增加细胞内环磷酸腺苷的含量,从而抑制病变部位细胞分裂,控制病变部位的鳞屑增生,使病变组织得以修复。氯苯那敏为抗组胺药,具有镇静、止痒、抗过敏作用,能减少皮肤对外界刺激的敏感性,减轻牛皮癣患者的自觉症状。

迪银片治疗牛皮癣效果比较好。患者服用迪银片后,可能出现皮肤干燥瘙痒、口唇皲裂等副作用。患者服用六味地黄丸,每次8粒,每日2次,可明显减轻这些症状,还可增强机体免疫力,促进牛皮癣皮疹的消退及全身抵抗力的恢复。

刘玲患了牛皮癣,前期已经控制,近来因停药病情复发,现在可以用这种药物。最好与其他药物和联合应用,效果会更好。

15 可用哪些药物来治疗关节病型牛皮癣?

关节病型牛皮癣的药物选择,除抗疟药尚有争议外,其他与类风湿关节炎治疗相似。

☼非甾类抗炎药,适用于轻、中度活动性关节炎者,具有抗炎、止痛、退热和消肿作用，但对皮损和关节破坏无效。

♡ 使用抗风湿药，如甲氨蝶呤和柳氮磺吡啶等，可防止病情恶化，延缓关节组织的破坏。其中，甲氨蝶呤对皮损和关节炎均有效，可作为首选药。

♡ 雷公藤总苷，对于牛皮癣的皮损及关节炎均有很好效果。其他还有依曲替酯、糖皮质激素等，均有一定效果。但副作用较多，要慎用。

值得提醒的是，非甾类抗炎药物中的吲哚美辛和保泰松等，因可能会导致牛皮癣皮损加重，临床上应禁止使用。

16 为什么牛皮癣患者不能滥用抗肿瘤药？

牛皮癣病因复杂，目前治疗多为对症治疗，尚无特效疗法，一般疗程都很长。患者长期使用白血宁、乙亚胺、乙双吗啉、环磷酰胺等细胞毒类抗肿瘤药，以及泼尼松、得宝松、地塞米松、倍他米松等激素类药物治疗后，很容易导致机体肝肾和免疫功能损害。少数患者用后虽有一定的短期效果，但停药后不长时间，就可能出现病情反跳或加重恶化。

另外，对牛皮癣的远期随访发现，用过抗肿瘤药物的患者病情发展比未用过抗肿瘤药物的要严重得多。因此，寻常型牛皮癣不能滥用激素、免疫抑制剂和其他抗肿瘤药物。

17 在牛皮癣关节病症出现时，为什么要用少量激素？

关节病型牛皮癣是牛皮癣的一种严重类型。此病的关节损害与一般皮损不同。骨质破坏发生之后，将无法恢复到原有的功能形态。并且，在关节及周围组织发生炎症后，容易形成瘢痕，进而永久影响患者的肢体功能。

因此，在关节病症出现时应积极治疗，除了先用甲氨蝶呤、柳氮磺胺吡啶、雷公藤外，还应加用小剂量激素，减轻红肿症状，阻止疾病的发展和恶化。

18 治疗关节病型牛皮癣能用吲哚美辛吗?

有一天,新密米村镇的米医生打电话给我,说他那儿收治了一位牛皮癣患者,伴有明显的手足部位小关节疼痛,患者很痛苦,能不能用消炎痛?

我告诉米医生,牛皮癣患者伴有关节炎症状,应该属于关节病型牛皮癣,治疗此病可以应用解热镇痛药物。但是,消炎痛却是一个例外。

吲哚美辛,是一种常用的解热镇痛药物,多用来治疗各种类型的关节炎。但是有研究证实,服用吲哚美辛等药物,可以导致牛皮癣皮损加重,因此关节病型牛皮癣不能用吲哚美辛等药物治疗。

最后,我提醒米医生,氯喹、金制剂等也会引起牛皮癣皮损加剧,不能用于治疗关节病型牛皮癣。

19 非甾体类抗炎药治疗关节病型牛皮癣效果如何?

关节病型牛皮癣的治疗与类风湿关节炎的相似。可以用非甾类抗炎药(除了消炎痛、保泰松等药物)。此类药物仅仅适用于轻度、中度活动性关节炎者,具有抗炎、止痛、退热和消肿作用,但是对皮损和关节破坏却是无效的。

在应用非甾体类药物治疗关节病型牛皮癣时,其治疗剂量应因人而异。只有在一种非甾类抗炎药足量使用1~2周无效后,才可更改为另外一种。还有,一定要避免两种或两种以上非甾类抗炎药同时服用。

20 怎样用抗风湿药治疗关节病型牛皮癣?

抗风湿药也可以用于关节病型牛皮癣。使用抗风湿药治疗关节病型牛皮癣可以防止病情恶化,同时延缓关节损害的恶化。

甲氨蝶呤对牛皮癣皮损和关节炎均有效,可作为首选药。此药既可口服,也可以肌内注射和静脉滴注。开始每周一次，如无不良反应、症状加重者，可逐渐增加剂量。待病情控制后再逐渐减量，最后以小剂量维持。服药期间应定期复查血常规和肝功能。柳氮磺吡啶对外周关节炎有效。从小剂量逐渐加量有助于减少不良反应，使用方法为：每日小剂量开始，之后每周增加适宜剂量，如疗效不明显可增至最大量。

其他还有青霉胺、硫唑嘌呤、环孢素等。其中，环孢素已通过美国食品药品管理局批准，可以用于重症牛皮癣的治疗，对皮肤和关节型牛皮癣均有良好效果。

21 依曲替酯能治疗关节病型牛皮癣吗？

依曲替酯是治疗关节病型牛皮癣的常用药物。依曲替酯属芳香维 A 酸类药物。可遵医嘱口服适宜剂量。病情缓解后逐渐减量，疗程为 4～8 周，肝、肾功能不正常及血脂过高者，孕妇、哺乳期妇女禁用。

由于该药有潜在致畸性，且可在体内长期滞留，所以患者在服药期间和停药后至少一年内要避免怀孕。用药期间应注意定期复查肝功能及血脂。长期使用可使脊柱韧带钙化，有脊柱病变史的患者应避免使用。

22 为什么他克莫司能治疗牛皮癣？

他克莫司是一种大环内酯类的免疫抑制剂，该药能够抑制多种细胞因子的产生，抑制 T 淋巴细胞活化及增殖，同时还能抑制组胺、5- 羟色胺及白三烯等炎症介质的释放。有学者认为，他克莫司是治疗顽固性重症牛皮癣的有效药物，且耐受性好。

他克莫司软膏起始剂量为每日 1～2 次，以后可根据个体情况调整。他克莫司软膏用于面部时，开始可用 0.03% 浓度，逐渐增加剂量至 0.1% 浓度，起效时间约为 2 周。妊娠期和哺乳期妇女、皮肤感染及使用免疫抑制剂的患者禁用。不良反应有皮肤烧灼感和皮肤感染。这种药物不能与光化学疗法联用，患者还应注意防晒。

23 激素制剂外用能治疗牛皮癣吗?

糖皮质激素霜剂、软膏、洗剂和喷雾剂是最常用的局部治疗药物,治疗轻、中度牛皮癣效果可靠。第一级激素药物作用最强,主要用于病情较为严重的牛皮癣患者。发生在头皮部位的皮损可使用丙二醇或凝胶为基质的糖皮质激素。

糖皮质激素还可掺入油中制成油剂。霜剂更适用于暴露部位。所有的糖皮质激素软膏比霜剂更有效。

为了增强局部激素药物的疗效,可以用聚乙烯薄膜封包,每次使用12～24小时。例如,将氯倍他索洗剂加用封包治疗,保留数天,可有效清除顽固性的斑块。

24 局部封闭治疗牛皮癣效果如何?

局部封闭,可用于治疗多种疾病,并且效果很好。

局部封闭通常是在局限性皮损内注射糖皮质激素针剂曲安奈德。可将1毫克/毫升的曲安奈德混悬液,用无菌生理盐水稀释成5毫克/毫升,甚至2.5毫克/毫升。通常一次注射即可使局部皮损消失。这种方法也可用于治

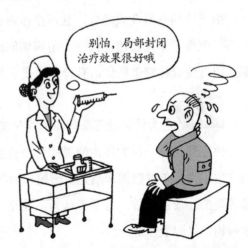

别怕,局部封闭治疗效果很好哦

疗牛皮癣引起的指(趾)甲病变,将曲安奈德注射到甲床或侧边甲皱襞内可获得良好效果,一个月注射1次。

但是应该警惕,局部封闭有可能造成局部的皮下组织萎缩,这种情况数月后可消失。在所有局部治疗的方法中,皮损内注射糖皮质激素最理想,因为它起效快,疗效确切,而且有长效作用。

25 激素制剂与其他外用药共同治疗牛皮癣效果如何？

近年来，牛皮癣的联合疗法正日益受到人们的重视。其中，激素制剂与水杨酸联用治疗牛皮癣可提高疗效，与其他系统或局部治疗药物联用也可提高皮损的清除率。

激素制剂与局部维生素 D 衍生物也是一对"好搭档"。二者联合应用时，在诱导治疗期内并无严重不良反应，但长期使用，特别是敏感区使用时，应注意避免发生皮肤萎缩、毛细血管扩张等病症。

糖皮质激素作为系统治疗或其他局部治疗的联合治疗手段之一，特别推荐用于轻度、中度牛皮癣。起始剂量为每日 1～2 次，起效后可逐渐减量，起效时间为 1～2 周。皮肤感染、酒渣鼻、口周皮炎患者禁用。

26 蒽林外用治疗牛皮癣利弊如何？

蒽林作为一种老资格的局部治疗药物，仍然用于轻、中度牛皮癣。此药可作为门诊患者的单一治疗手段，也可作为中度牛皮癣住院患者的联合治疗的一部分。此药通常比较安全，虽有皮肤刺激、灼热感、红斑和皮肤异色症出现，但无系统药物不良反应。

可用 0.5% 蒽林进行长期治疗，或用 1% 蒽林短期治疗，如果患者耐受可逐渐增加剂量，每日 2 次，起效时间为 2～3 周，4 周内完成治疗。急性红斑型牛皮癣、脓疱型牛皮癣患者禁用。重度牛皮癣可与光化学疗法或其他局部制剂（如卡泊三醇）联用以提高疗效。

27 他扎罗汀治疗牛皮癣效果如何？

在维 A 酸类药物当中，他扎罗汀可以说是一名后起之秀。并且，他扎罗汀作为新一代的受体特异性维 A 酸，是专为治疗牛皮癣而研制出来的。

他扎罗汀通过调节角质形成细胞的分化和过度增殖，同时抑制炎症反应来治疗牛皮癣。每日 1 次 0.05%～0.1% 的他扎罗汀凝胶，与每日用氟氢松软膏相比较，在停止治疗后前者维持疗效时间更长。

他扎罗汀与局部糖皮质激素联用可获得更好疗效，并可减少皮肤刺激症状。他扎罗汀被推荐用于轻度、中度牛皮癣的治疗。晚上用他扎罗汀、早上用糖皮质激素的联合治疗，可提高疗效并减少皮肤刺激症状。

28 使用他扎罗汀应注意哪些问题？

目前，他扎罗汀作为治疗牛皮癣的一种新型药物，正日益受到医患双方的关注。

使用他扎罗汀治疗牛皮癣，推荐起始剂量为 0.05％他扎罗汀软膏每晚 1 次，1～2 周。如果需要可用 0.1％他扎罗汀软膏维持 1～2 周，起效时间为 1～2 周。

妊娠期、哺乳期妇女禁用他扎罗汀。这种药物的不良反应有瘙痒、烧灼感、红斑和皮肤刺激症状。应用他扎罗汀时，应避免同时使用其他易使皮肤干燥或产生刺激的药物。

29 为什么外用卡泊三醇可治疗牛皮癣？

卡泊三醇属于一种维生素 D 衍生物，这类药物具有抑制表皮增生、促进正常细胞角化及抑制炎症过程的作用。主要用于治疗慢性斑块型牛皮癣。剂型包括 0.05％的卡泊三醇软膏、霜剂及溶液等，其中卡泊三醇溶液多用于头皮部位的牛皮癣。

临床研究表明，卡泊三醇外用治疗牛皮癣临床有效率较高，但起效比较慢，6～8 周才有会明显疗效。这种药物的主要不良反应是局部皮肤刺激，用于面部和皮肤皱褶部位更容易发生。卡泊三醇与糖皮质激素或光化学疗法联合应用，可以提高疗效，减少副作用，还可以减少光化学疗法的治疗剂量。

30 如何使用卡泊三醇效果最好？

临床研究表明，轻度、中度牛皮癣患者外用卡泊三醇制剂，经过数周治疗，30％～50％的患者皮损会减轻，甚至基本消除。在治疗开始阶段，如能和糖皮质激素联合使用，则可提高疗效和耐受性。重度牛皮癣患者外用卡泊三醇，配合紫外线光化学疗法，再加环孢素 A 联合使用可发挥协同作用，提升疗效。卡泊三醇局部使用对皮肤刺激性小，受到医生和患者的普遍欢迎。但是，如果在面部和易摩擦部位发生皮肤刺激症状，则应该考虑停药。

卡泊三醇推荐起始剂量为每日 1 ～ 2 次，体表受累面积（BSA）可降低至 30%。卡泊三醇的维持剂量为每日 1 ～ 2 次，每周 100 克，可维持治疗 1 年。此起效时间 1 ～ 2 周。

使用卡泊三醇需要注意以下几点：①伴有钙代谢异常、严重肝肾疾病的患者禁用此疗法。②使用卡泊三醇时，要避免同时使用升高血钙的药物，如噻嗪类利尿剂。③若与局部水杨酸制剂同时使用，或者暴露于紫外线中均有可能使卡泊三醇失去活性。

目前，卡泊三醇被推荐用于轻度、中度慢性牛皮癣的维持治疗。

31 维 A 酸类药物外治牛皮癣效果如何？

维 A 酸类药物是治疗银屑病的常用药物，无论是内服还是外用，都具有很好的效果。

用于牛皮癣的维 A 酸浓度为 0.025% ～ 1%，常用浓度为 0.025% ～ 0.3%。可配成溶液、霜剂与凝胶剂。由于在高浓度时可引起急性或亚急性皮炎，但在降低浓度后，疗效也会随之减低。另外，维 A 酸的效能在制剂中不太稳定。因此，它的外用治疗受到很大限制。

有报道指出，第三代维 A 酸受体选择剂 0.1% 他扎罗汀凝胶外用，治疗斑块状牛皮癣有很好疗效。

为了减少维 A 酸外用的刺激，提高疗效，有报道指出，维 A 酸联合糖皮质激素外用，治疗牛皮癣效果较好。

32 为什么能用尿素软膏治疗牛皮癣？

尿素软膏是一种传统的外用药物。近年来，尿素所具有的强大保湿作用正日益受到重视。研究证实，尿素（5% ～ 10%）不仅能够提高皮肤角质层的水合作用，而且具有积极的屏障重建和除屑效果，对于控制牛皮癣皮损的过度角化和颗粒层萎缩具有很好效果。其次，10％尿素软膏具有很强的角质分离作用，从而促进其他局部制剂的吸收。

另外，尿素在减少表皮增生的同时，还可减少皮肤瘙痒症状，并能降低后续所需的糖皮质激素剂量。

33 神经酰胺外治牛皮癣效果如何？

神经酰胺是构成皮脂膜的重要成分，在皮肤屏障的形成过程中发挥着中坚作用。

研究表明，神经酰胺及其衍生物能够显著提高皮肤脂质的合成，进而促进皮肤屏障的再生和修复。

有学者将神经酰胺和10％尿素联合使用治疗牛皮癣，在发挥保湿作用的同时，可明显减少其他外用药物（如糖皮质激素）的用量。

34 喜树碱软膏能治疗牛皮癣吗？

喜树碱一直是传统的抗肿瘤药物。研究表明，喜树碱具有抑制角质形成细胞分裂增殖的作用，因此可以用于治疗牛皮癣。0.01％～0.1％的软膏适用于慢性斑块型牛皮癣。

喜树碱软膏的刺激性较大，用药部位常发生局部刺激和色素沉着。因此，不可用于黏膜、皮肤皱褶部位以及外阴部，慎用于面部，儿童也不宜应用。

35 如何用依那西普治疗牛皮癣？

依那西普是一种新出现的生物制剂。在欧美地区，已经被用于治疗牛皮癣，并取得了一定效果。

在治疗牛皮癣时，依那西普的起始剂量为25毫克，每周2次或50毫克，每周2次，维持剂量为25毫克每周2次，一般4～8周，最迟12周后起效。经过每次25毫克，每周2次共12周的依那西普治疗，35％的患者可达到75％的牛皮癣面积与严重程度指数减少率；每次50毫克，每周2次，50％的患者中可达到75％牛皮癣面积与严重程度指数减少率。临床研究证实，长期治疗达 24 周，可维持临床疗效。

依那西普推荐用于中、重度牛皮癣患者的诱导治疗，尤其是其他治疗效果不佳或不能耐受、禁忌其他治疗者。

36 为什么说英夫利昔是目前治疗牛皮癣的最有效的药物？

英夫利昔是目前治疗牛皮癣最有效的药物。研究表明，英夫利昔长期疗效较好。英夫利昔治疗 10 周后，88％的中度、重度患者牛皮癣面积与严重程度指数评分可减少 75％。

在采用英夫利昔治疗牛皮癣时，要充分考虑多种安全因素，尤其是输液反应和严重感染的风险，故需要对适应证进行仔细评估，并对患者进行健康教育和监督。

37 用英夫利昔治疗牛皮癣应注意什么？

英夫利昔推荐用于中度、重度牛皮癣患者的诱导治疗，尤其是其他方法治疗效果不佳或不能耐受或有禁忌的患者。

在治疗牛皮癣时，英夫利昔的推荐剂量为：分别于第 0、2、6 周注射 5 毫克／千克，此后每间隔 8 周注射一次 5 毫克／千克作为维持治疗。治疗期间应监督注射过程并观察 1 ～ 2 小时。生育期妇女避孕应维持到治疗后 6 个月。

38 阿法西普为什么能治疗牛皮癣？

研究证实，牛皮癣是由 CD 4 淋巴细胞和多种细胞因子介导的自身免疫紊乱性疾病。阿法西普是一种重组的人融合蛋白，能与 T 淋巴细胞上的 CD2 分子结合，阻断 T 淋巴细胞活化，诱导效应性 T 淋巴细胞凋亡。阿法西普抑制了免疫紊乱引起的炎症反应，故可以用来治疗牛皮癣。

研究表明，阿法西普是治疗中度、重度慢性斑块型牛皮癣的有效药物。相对于其他生物制剂，阿法西普疗效持久，但起效缓慢，有效率较低，应用前景受到了一定限制。

39 治疗牛皮癣，何时使用生物制剂最好？

在临床上，使用生物制剂治疗中度、重度牛皮癣具有明显的效果，为牛皮癣患者控制病情、减少复发提供了新的治疗选择。但是，这类药物存在诱发感染、肿瘤的危险，使用时还应谨慎。

因此，对于轻度、中度牛皮癣患者，仍建议应用局部用药、光化学疗法等方法。对于中度、重度慢性斑块型牛皮癣，在常规方法无效或者不适合时，建议使用生物制剂。

物理疗法

随着时代的进步，科技正在走入我们的生活，而各种诊疗设备正是科学与医学深度融合的体现。越来越多的皮肤病可以应用物理疗法进行治疗，并且取得了突出的效果。牛皮癣就是如此。

 为什么目前很少用激光治疗牛皮癣？

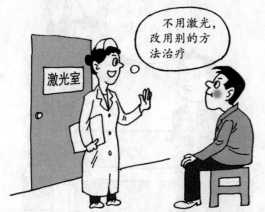

激光在皮肤科应用十分广泛，牛皮癣能否采用激光治疗呢？

研究证实，激光照射可通过破坏真皮上层毛细血管，消除牛皮癣皮损。牛皮癣皮损真皮乳头的血管明显扩张，黄色激光可以对其进行选择性破坏。有报道指出，使用闪烁脉冲燃料激光治疗斑块型牛皮癣有效，且作用时间较长。但是，这种激光光斑较小，有效治疗所需花费太高，并且术后愈合时间也比较长，目前很少用激光来治疗牛皮癣。

 如何采用人工紫外线治疗牛皮癣？

采用紫外线疗法时，必须控制每天的照射量，只能允许有轻度暂时性红斑，照射时间应每天缓慢延长数秒钟。在中波紫外线照射之前使用焦油外搽或洗浴可提高疗效。

研究证实，在中波紫外线照射产生亚红斑前使用润滑剂，其效果类似于先使用焦油后进行中波紫外线照射。在消除牛皮癣皮损后，应继续巩固治疗一段时间，这样有利于延长牛皮癣的缓解期。

研究证实，波长为 254 纳米、280 纳米、290 纳米对牛皮癣无效，而 296 纳米、300 纳米、304 纳米以及 313 纳米的波长可消除皮损。因此，可采用单色光，即窄谱中波紫外线来治疗牛皮癣。每日照射量固定，即可获得最低总剂量，无须每日逐渐递增。窄谱中波紫外线治疗牛皮癣比宽谱更有效。与光化学疗法疗效相当，但副作用较光化学疗法要小得多。

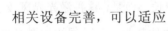

3 紫外线治疗牛皮癣有哪些优点？

总的来说，紫外线治疗牛皮癣有以下优点：

疗效确切，有效率高。世界上应用光化学疗方法治疗牛皮癣已经有数十年历史，大量临床资料表明，光化学疗法和窄谱中波紫外线等方法有着非常肯定的疗效，多数牛皮癣患者经过适当光化学疗法都可以达到满意疗效。

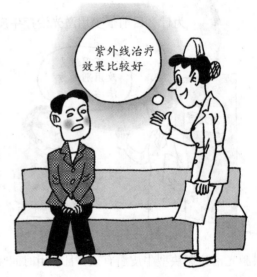

紫外线治疗效果比较好

相关设备完善，可以适应各种患病情况。由于科技发展，我们已经有多种人工紫外线光源、各种不同规格的紫外线光疗设备，针对不同患者、不同患病部位可以选择不同的照射设备，从局部病患到全身病患，甚至个别部位，都可以使用相应设备进行治疗。

治疗方便快捷，无须住院。光化学疗法一般在医院皮肤科门诊即可开展，患者可以根据自身情况和医生建议，灵活安排治疗时间，每次只需要几分钟到几十分钟即可，对正常生活和工作影响较小。

安全性好，不出现"反跳现象"。随着紫外线治疗方法开展时间越来越长，经验越来越多，其安全性正得到广泛的证实。现在皮肤科界公认，多数患者在治疗后可以得到较长时间的缓解期。患者在治疗结束后可以选择相应的维持治疗，减少和延缓复发。

治疗费用不高。目前紫外线治疗设备的核心部件在国内还不能生产，所以紫外线治疗相关设备的价格还比较昂贵。但是设备部件在治疗过程中的消耗是较少的，所以紫外线治疗成本并不是很高，综合考虑其治疗的高效性，相对其他疗法而言，我们认为紫外线治疗是一种比较经济的治疗方法。

 什么是光化学疗法？

光化学疗法是从 20 世纪 70 年代开始在欧洲和美国兴起的一种治疗牛皮癣的方法。具体方法是在口服或者外用补骨脂素类药物（光敏剂）后，进行适当剂量的全身或者病患部位的长波紫外线照射。服药剂量和光照剂量均须根据患者情况而定，并且逐渐增加光照剂量。

通常需要每周治疗 2～4 次，大多数患者经过 1～2 个月的治疗，病情可以得到明显改善，甚至完全清除皮损。

 为什么光化学疗法能治疗牛皮癣？

光化学疗法治疗牛皮癣，是通过光敏剂和长波紫外线的共同作用，影响表皮细胞脱氧核糖核酸的复制，抑制牛皮癣患处皮肤细胞的过快增生，从而起到治疗作用。

由于光化学疗法要使用光敏剂，患者在治疗后一天内要注意避光，口服光敏剂的患者还需要佩戴专门的防紫外线眼镜，避免日光对皮肤和眼睛的损害。光敏剂可能影响胎儿的发育，所以光化学疗法不能用于孕妇。儿童也要慎用。

 什么是窄波紫外线疗法？

近几年，窄波紫外线疗法已经成为治疗牛皮癣、白癜风等皮肤病的有效手段，受到广大皮肤病患者的欢迎。那么，什么是窄波紫外线呢？它为什么能治疗皮肤病呢？

众所周知，照射到地球的光线主要是太阳光。而太阳光呢，则可以分为紫外光、红外光和介于两者之间的可见光等三个区域。其中，紫外线属于不可见光线，紫外线的波长为 180～400 纳米，可分为长波紫外线、中波紫外线和短波紫外线，每种波长的紫外线对人体都具有不同的生物学效用。

20 世纪 70 年代，有专家对不同波长紫外线治疗牛皮癣的效果进行了比较，他们使用不同组合的滤光镜，从原有 250～400 纳米的宽谱水银灯光中分离出 313 纳米、334 纳米、365 纳米三种窄谱紫外线，并分别观察它们对牛皮癣的治疗效果，结果证实 313 纳米的紫外线对牛皮癣疗效最好，且红斑反应性相对较轻。

20 世纪 80 年代初，飞利浦公司研制出使用特殊荧光剂的 TL01 型荧光灯管，并取得了专利，能发出波长 311±2 纳米的中波紫外线，这种特殊波段的紫外线就是窄波紫外线，也称窄谱中波紫外线。

与常规的中波紫外线和光化学疗法相比，窄波紫外线对牛皮癣、白癜风等多种慢性皮肤病具有疗效好、副作用小的优点。

窄波紫外线可以治疗多种顽固性皮肤病，如牛皮癣、白癜风、玫瑰糠疹、慢性湿疹、神经性皮炎、慢性溃疡、冻疮、带状疱疹、斑秃、扁平苔藓，以及毛囊炎、疖、痈、丹毒等感染性皮肤病，而且临床效果很好。

 用窄波紫外线治疗牛皮癣应注意哪些问题？

最近，窄波紫外线照射已经成为治疗许多皮肤病的常规手段，具有疗效好、副作用小的优点。但是，在治疗过程中，也应注意下面一些问题：

☺ 对于牛皮癣患者，在进行紫外线光疗前，应先泡浴或淋浴，以尽量减少表皮的鳞屑。

☺ 因为紫外线可能对视力以及男性生育功能有影响，在治疗过程中，一定要佩戴紫外线防护眼镜，并对男性患者的生殖器部位进行遮挡。由于光疗可能具有致黑作用，正常皮肤要用衣物遮挡，或者涂擦防光剂进行保护。

☼ 紫外线光疗照射结束后，应该避免照射部位的日晒或接受其他人工光源的照射，以免因接受过多的照射而导致肌肤出现严重的副作用。

☼ 紫外线光疗照射结束后的 8 ～ 48 小时，照射部位可能出现轻微红斑、瘙痒，此为治疗后的正常反应，请不必担心。如果出现明显的红斑、灼痛及小水疱，请告知医生进行妥善处理，并对光疗疗程和照射剂量进行调整。

☼ 在进行紫外线光疗期间应谨慎食用、服用下列食物、药物，以免出现不必要的光敏反应。包括芹菜、泥螺、灰菜、小白菜、苋菜、油菜、菠菜、莴苣和木耳等食物，磺胺、降糖剂、四环素类药物、灰黄霉素、利尿剂、水杨酸类药和口服避孕药等药物；以及荆芥、防风、北沙参、独活、前胡、小茴香、白鲜皮、白芷和补骨脂等中草药。

 为什么高压氧能治疗牛皮癣?

研究发现，高压氧可以作为一种有效的辅助手段治疗牛皮癣。经过高压氧治疗后，牛皮癣的皮肤瘙痒可以得到很大的改善。具体机制可能有以下几个方面：

（1）收缩血管，减轻水肿：高压氧有 α-肾上腺素样作用，可使牛皮癣患者皮肤内已扩张的毛细血管收缩，减少局部血容量，改善血管通透性，减少渗出及组织水肿。

（2）血氧增加，促进修复：高压氧治疗可使局部的供血减少，但通过血液带入组织的氧量却是增加的。血氧含量增加，血氧张力提高，促进上皮胶原纤维的产生和毛细血管的再生，加速牛皮癣患者皮肤损伤的修复，促进上皮细胞的新生。

（3）抑制细菌，减轻炎症：氧本身就是一种广谱抗生素，它不仅抗厌氧菌，也抗需氧菌。因此高压氧可抑制细菌生长，减轻由于细菌生长而产生的炎症反应。

透析疗法能治疗牛皮癣吗?

透析疗法,是运用半透膜两侧液体中的溶质浓度都是趋于相互平衡的原理设计的一种治疗方法。当位于半透膜两侧的液体浓度不同时,它可以使水从浓度底的一侧渗透到高的一侧。同时,又能使浓度较高一侧的某些溶质分子渗透到较低一侧来,从而使两侧的液体浓度达到平衡。在尿毒症以及某些急性中毒症患者的血液中,有害物质分子的浓度增高,经过透析可以将它们部分根除掉,从而达到缓解病情的目的。

20 世纪 70 年代,许多学者开始将透析疗法应用于治疗牛皮癣,均取得了一定疗效。一般认为,透析疗法对治疗牛皮癣是有效的,其原理可能是排除了某些有害物质,并使患者免疫功能得到了调整、增强。

 自血疗法适用于哪种牛皮癣?

自血疗法是一种非特异性免疫疗法,常用来治疗痤疮、白癜风、荨麻疹等和免疫有关的疾病。

这种方法对牛皮癣有一定治疗作用。具体方法是从患者的肘部取静脉血 5 毫升,立即在臀部作深部肌内注射,两侧交替进行,隔日或每周 2 次。若无不良反应,

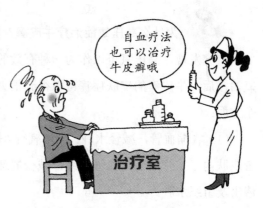

一次注射血量可增至 10 毫升、15 毫升甚至 20 毫升,每 10 次为 1 个疗程。此法对病程在 1 年内的初发牛皮癣、寻常型点滴状牛皮癣效果较好。

中医疗法

国家提倡弘扬中华民族的传统文化，而中医正是我们传统文化的优秀代表。千百年来，中医已经融入了中国人民的生活，并且在全球范围产生巨大的影响。牛皮癣正是中医的优势病种，中医治疗牛皮癣前景广阔。

 中医是如何认识和治疗牛皮癣的？

牛皮癣，又名银屑病，是一种慢性红斑鳞屑性皮肤病。牛皮癣在中医学属于"白疕""松皮癣"等范畴。中医认为，本病多因七情内伤、气机壅滞、郁久化火，毒热蕴伏营血；或因饮食失节、脾胃失和，瘀滞蕴热，复感风热毒邪，以致经络阻滞、气血凝结、肌肤失养而发病。若病久或反复发作，阴血耗伤，气血失和，化燥生风，以致血燥而使病情迁延不愈。

（1）血热内蕴：相当于进行期。皮疹多呈点滴状，发作迅速，颜色鲜红，层层鳞屑，瘙痒剧烈，抓之血露；伴口干舌燥，咽喉疼痛，心烦易怒，大便干燥，小便黄赤；舌质红，苔薄黄，脉弦滑或数。辨证属于内有蕴热，郁于血分。治宜清热凉血、解毒消斑。方用清热地黄汤加减。

处方：水牛角30克，生地黄25克，赤芍20克，板蓝根25克，牡丹皮15克，金银花、白鲜皮、重楼各30克，苦参10克，土茯苓、槐花、白茅根各30克。每日1剂，水煎分早、晚2次服。

（2）血虚风燥：相当于稳定期或进行期。病程较久，皮疹多呈斑片状，颜色淡红，鳞屑较少，干燥皲裂；自觉瘙痒，伴口咽干燥；舌质淡红，苔少，脉沉细。辨证属于阴血耗伤，肌肤失养。治宜滋阴凉血、润肤。方用养血解毒汤加减。

处方：鸡血藤30克，当归25克，土茯苓、生地黄各30克，山药25克，淫羊藿20克，蜂房10克。每日1剂，水煎分早、晚2次服。

（3）气血瘀滞：相当于稳定期或进行期。皮损反复不愈，皮疹多呈斑块状，鳞屑较厚，颜色暗红；舌质紫暗有瘀点、瘀斑，脉涩或细缓。辨证属于经脉瘀阻，气血凝滞。治宜活血化瘀、行气。方用活血散瘀汤加减。

处方：当归25克，赤芍、桃仁各15克，大黄10克，川芎15克，苏木20克，牡丹皮、枳壳各10克，瓜蒌仁20克，槟榔10克。每日1剂，水煎分早、晚2次服。

（4）湿热感毒：发热、口渴，皮损多发生在腋窝、腹股沟等皱褶部位，红斑糜烂，痂屑黏厚，瘙痒剧烈，或掌跖红斑、脓疱，脱皮；或伴关节酸痛、肿胀，下肢沉重；舌质红，苔黄腻，脉滑。辨证属于湿热蕴久，兼感毒邪。治宜清利湿热、解毒通络。方用解毒凉血汤加减。

处方：水牛角、生地炭、金银花各15克，莲子心10克，白茅根12克，天花粉、紫花地丁各10克，生栀子15克，生甘草5克，生石膏20克，川黄连10克。每日1剂，水煎分早、晚2次服。

（5）火毒炽盛：全身皮肤潮红，肿胀灼热痒痛，大量脱屑或者密集小脓疱；伴壮热，口渴，头痛，畏寒，大便干燥，小便黄赤，舌红绛，苔黄腻，脉弦滑数。辨证属于毒热入营，熏蒸肌肤。治宜清热泻火、凉血解毒。方用解毒清营汤加减。

处方：金银花25克，连翘15克，蒲公英、生地黄各30克，生玳瑁20克，牡丹皮、赤芍各15克，川黄连10克，白茅根30克，绿豆衣20克，茜草根15克，生栀子20克。每日1剂，水煎分早、晚2次服。

（6）风湿阻络：关节肿痛，倦怠无力，皮损如上，偶有发热。舌质红，少苔，脉弦细数。辨证属于风湿蕴毒，痹阻经络。治宜散风祛湿、解毒通络。方用独活寄生汤加减。

处方：独活、桑寄生、秦艽各15克，防风10克，细辛3克，当归20克，白芍15克，川芎、干地黄各10克，杜仲15克，牛膝10克，党参、茯苓各15克，甘草5克。每日1剂，水煎分早、晚2次服。

2 哪些验方能治疗牛皮癣?

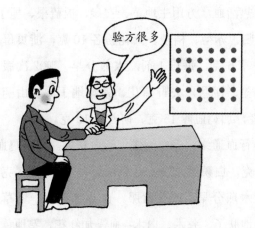

验方很多

牛皮癣是皮肤科常见病，也是皮肤科顽症。在长期的临床实践中，医务人员总结出了一些效验方，有的效果还不错。下面介绍一些常用的效验方:

(1)祛风活血方:用于急性点滴状泛发型牛皮癣，对15岁以下儿童最为适宜。方用麻黄、当归、桃仁、红花、川芎各6～12克,桂枝6～9克,虎杖、刘寄奴各15～30克,生石膏30～60克。每日1剂,水煎分早、晚2次服。有出血倾向,孕妇及临经期禁用。

(2)养阴活血方:适用于月经、妊娠有关的病症。方用白芍9克,熟地黄、枸杞子、红花各6～10克,女贞子9～30克,旱莲草6～15克,钩藤9～15克,生牡蛎30～60克。每日1剂,水煎分早、晚2次服。有出血倾向,孕妇及临经期禁用。

(3)清热凉血方:清热凉血活血,用于治疗血热证。方用生槐花、白茅根、生地黄、紫草根、赤芍、丹参、鸡血藤,各适量。每日1剂,水煎分早、晚2次服。

(4)养血润肤方:养血润肤、活血散风用于治疗血燥证。方用鸡血藤、天冬、麦冬、生地黄、土茯苓、丹参、蜂房,各适量。每日1剂,水煎分早、晚2次服。

(5)平屑汤:滋阴凉血、解毒化瘀。方用生地黄、金银花、大青叶、白花蛇舌草、丹参各30克,玄参、土鳖虫各15克,麦冬、黄芩各12克,黄连9克,当归10克,大枣5枚。每日1剂,水煎分早、晚2次服。血热证,脉弦滑,舌红苔黄加犀角粉、生石膏、青黛（冲服）;血燥证,舌淡少苔,去黄连、黄芩,重用生地黄,加何首乌、鸡血藤等;血瘀证,脉涩或细缓,舌质暗，可见瘀点和瘀斑，去玄参、麦冬、黄连，加桃仁、莪术、红花；头重者加葛根、白芷；四肢重者加桂枝；大便干者，加生大黄。

(6) 生元饮：凉血解毒、清热活血。方用生地黄、玄参、板蓝根、栀子各15克，蒲公英、野菊花、当归、赤芍、桔梗、天花粉各10克，浙贝母、土茯苓、紫花地丁各12克，甘草6克。每日1剂，水煎分早、晚2次服。瘙痒剧烈，加白鲜皮15克；纳差、便溏，去野菊花、紫花地丁，加山药、焦山楂各10克；皮损干燥脱屑者，加鸡血藤15克、何首乌12克。

(7) 鸡血藤汤：开窍散结、行血通络、养血润燥、活血祛风。方用鸡血藤30～60克，全当归9～15克，白蒺藜15～30克，夏枯草9～15克，香白芷6～10克。每日1剂，水煎分早、晚2次服。血热加黄连、紫草、山豆根、甘草；湿热加土茯苓、地肤子、苍术、白术；血燥加红花、熟地黄、何首乌、乌梢蛇；风湿加秦艽、淫羊藿、忍冬藤。

(8) 紫连汤：清热解毒、活血软坚。方用紫草、赤芍、地肤子各15克，连翘、秦艽、莪术各9克，红花6克，乌梅、生牡蛎各30克，甘草12克。每日1剂，水煎分早、晚2次服，2个月为1个疗程。血热加槐花；血燥加生地黄、当归。

(9) 克银方：滋阴养血润燥、清热解毒。用于治疗血虚风燥证。方用土茯苓、草河车、白鲜皮各30克，山豆根10克，生地黄、玄参各30克，火麻仁、山豆根、苦参各10克。每日1剂，水煎分早、晚2次服。

(10) 防风活血方：祛风活血、清热解毒。用于治疗牛皮癣血热证。方用防风10克，苦参、草河车、淫羊藿、牡丹皮各15克，白茅根60克，白鲜皮20克。每日1剂，水煎分早、晚2次服。口渴、心烦，加天花粉、栀子；脾虚湿盛，加白术、滑石；咽喉肿痛，加金银花、山豆根；便秘，加火麻仁；大便秘结、舌苔黄燥，加大黄。

(11) 茯苓润燥方：滋阴润燥、解毒化瘀。用于治疗牛皮癣阴虚证。方用土茯苓、忍冬藤各30克，地肤子、丹参、紫花地丁、玄参、火麻仁、白鲜皮各20克，连翘15克。每日1剂，水煎分早、晚2次服。舌暗或有瘀斑，加莪术、漏芦；大便干结，加肉苁蓉。

(12) 平肝活血方：活血化瘀、平肝潜阳。用于治疗牛皮癣。方用乌梅 30～45 克，菝葜 60～90 克，三棱 6～9 克，莪术 6～12 克，生牡蛎 30～60 克，磁石 30 克，珍珠母 15～30 克，生甘草 3～6 克。每日 1 剂，水煎分早、晚 2 次服。贝壳、矿石类先煎，菝葜宜先浸 4～6 小时，再煎。急性泛发者，加麻黄、荆芥、桂枝各 6 克，刘寄奴 15 克，生石膏 60 克，去乌梅、菝葜、生牡蛎、生甘草等；稳定期，加白芍、熟地黄、枸杞子、女贞子、墨旱莲各 9 克，平地木 15 克，去乌梅、菝葜、珍珠母、生甘草。

（13）复发青黛丸：清热解毒、消斑化瘀、祛风止痒。方用青黛、白芷、焦山楂、建曲、五味子、白鲜皮、乌梅、土茯苓、萆薢，上药研末为丸。每 100 丸含生药 6～7 克，每次服 100 丸，每日 2 次，小儿酌减。30 日为 1 个疗程，一般治 2～3 个疗程。

（14）黄芪汤：方用黄芪 10～15 克，当归、丹参、红花各 10 克，生地黄 20 克，萆薢、鸡血藤、刺蒺藜各 30 克。血热证，加槐花、白茅根各 30 克；合并鼻、咽、喉及扁桃体感染者，加金银花、板蓝根各 10 克；血燥证相当于静止期，加天门冬、麦冬各 10 克，蜂房 15 克。每日 1 剂，水煎 3 次，1 煎和 2 煎合并后，2 次分服。第 3 次煎液擦洗或湿敷患部。1 个疗程 45～60 天。同时外用 10% 的硼酸软膏，0.5% 蒽林软膏。

（15）茯苓液：方用土茯苓、白鲜皮、地肤子、蛇床子各 24 克，苦参 45 克。血热证加紫草、槐花各 10 克，牡丹皮 15 克，白蒺藜 30 克；血燥证加鸡血藤、丹参各 10 克，栀子 12 克；血瘀证加川芎、赤芍各 15 克，当归 30 克。加水煎至 500 毫升左右，每日分 2 次服。同时用百部、苦参、地榆各 24 克，大黄、黄芩、艾叶各 15 克，水煎洗患部，每日 1 剂。

（16）凉血四物汤：祛风凉血、滋阴润燥。用于牛皮癣进行期。方用当归、麦冬、玄参各 15 克，生地黄、丹参各 20 克，牡丹皮、赤芍、红花、金银花、大黄、苦参、甘草各 10 克，紫草、白花蛇舌草各 30 克。发于头面部加菊花；血热甚者，重用生地黄、玄参、麦冬、牡丹皮；大便干者，大黄后下；消化不好，加焦三仙。

（17）复方大黄汤：清热解毒、凉血泻火、祛瘀搜风。方用酒制大黄丸（将大黄 200 克切薄片，开水浸湿放碗内，置蒸锅内蒸 30 分钟，洒上白酒 100 毫升，拌匀后再蒸 10 分钟左右，取出碾细为丸，每丸 1.5 克）10～15 丸，开水送服。同时，用丹参、土茯苓、白鲜皮、生地炭、重楼、何首乌各 30 克，紫草、山楂、当归各 12 克，土鳖虫 6 克，龙葵 15 克，浮萍、防风各 10 克，每日 1 剂，水煎分早、晚 2 次服。血热重、皮疹色赤，加槐米 20 克、金银花 30 克、寒水石 12 克；血燥，皮肤干燥，鳞屑层层，搔刮后点状出血不明显，加玄参 15 克、玉竹 12 克。用于牛皮癣进行期。进入静止期可单服酒制大黄丸。

（18）复方山豆根片：方用山豆根、夏枯草各 280 克，白花蛇舌草、三棱、莪术各 140 克，制成片剂内服（女性经期停用）。

（19）血热证 2 号方：清热凉血、祛风。方用金银花、菊花、连翘、蝉蜕各 15 克，赤芍、川芎、牛蒡子、黄芩、生甘草各 9 克，生地黄 18 克，石膏 24 克，乌梢蛇 6 克。每日 1 剂，水煎分早、晚 2 次服。痒甚加苍耳子、地肤子各 9 克。

（20）血燥证 2 号方：养血润燥、祛风。方用生地黄、当归、何首乌、丹参各 15 克，乌梢蛇、刺蒺藜、淫羊藿、黑芝麻、杭白芍、蝉蜕各 9 克。每日 1 剂，水煎分早、晚 2 次服。

（21）银屑净方：破瘀和血、软坚散结、通气开窍、祛风除湿。用于治疗血燥证及血瘀证牛皮癣。方用秦艽、大黄、玄明粉各 9 克，莪术、乳香、没药、当归、红花、黄柏、雄黄、香附、桃仁、石菖蒲各 15 克，土鳖虫、全蝎各 18 克，麝香 1 克，穿山甲 60 克，木鳖子 12 克，制马钱子粉 15 克，此方以蜜 25 克，共制蜜丸，每丸 6 克。每日 2 次，每次 1 丸（孕妇忌服）。

（22）清热燥湿方：用于湿热证。方用黄柏、苍术、生薏苡仁、牡丹皮、连翘、白鲜皮、六一散、制大黄各 10 克，防风、蝉蜕各 6 克，苦参 20 克，金银花藤 30 克，土茯苓、乌梢蛇各 15 克。每日 1 剂，水煎分早、晚 2 次服。

（23）养阴生血汤：方用生地黄、熟地黄各 20 克，天冬、麦冬各 10 克，黄芪、鸡血藤、乌梢蛇各 15 克，蝉蜕 6 克，当归、苦参、红花、白鲜皮、甘草各 10 克。每日 1 剂，水煎分早、晚 2 次服。

（24）化瘀方：方用当归、川芎、红花、赤芍、鸡血藤、陈皮、白鲜皮各 10 克，丹参、黄芪各 15 克，全蝎 3 克，防风 6 克。每日 1 剂，水煎分早、晚 2 次服。

（25）白青饮：用于血热证。方用白茅根、熟地黄、大青叶、生薏苡仁、白花蛇舌草、鸡血藤各 30 克，紫草根、生槐花各 15 克，丹参、当归、赤芍各 10 克，川芎、陈皮各 6 克。血燥证减白茅根、白花蛇舌草、紫草根、槐花，加麦冬 10 克；血瘀证减白茅根、白花蛇舌草、紫草根、槐花，加桃仁、红花（或三棱、莪术）各 10 克；风湿证减白茅根、生地黄、生薏苡仁、紫草根、槐花、丹参、川芎，加秦艽 15 克，独活、防风、牛膝各 10 克。每日 1 剂，水煎分早、晚 2 次服。

（26）加味麻黄汤：方用麻黄、桂枝、杏仁、甘草、熟地黄、当归、川芎各 9 克，水煎服，主治儿童牛皮癣。每日 1 剂，水煎分多次服。

（27）苡仁猪苓汤：方用薏苡仁、泽泻、猪苓、苍术、茵陈、当归、赤芍、牡丹皮、苦参、蝉蜕、菊花、连翘、白鲜皮，各适量。每日 1 剂，水煎分早、晚 2 次服。用治湿热及血热证。便秘加大黄、玄明粉；血瘀加桃仁、红花；口渴加天花粉、麦冬。

3　根据辨治新体系，牛皮癣如何进行辨证论治？

根据新的中医辨治体系，刘爱民教授将牛皮癣分为 11 种证型：

（1）风热蕴毒证：青少年多发，常伴咽喉肿痛，发展迅速；皮损不断增多，点滴状红斑脱屑，鳞屑性丘疹，轻度瘙痒。舌质红，苔薄黄，脉浮数。治宜清热解毒，凉血活血。方用犀角、生地黄、赤芍、牡丹皮、连翘、山豆根等，各适量。每日 1 剂，水煎分早、晚 2 次服。

（2）积热入血证：素体热盛，发病迅速；鳞屑性红斑，皮损色鲜红，口干喜饮，大便干结，小便黄赤；舌质红，苔黄厚，脉滑数。治宜清热凉血。方用犀角、生地黄、赤芍、牡丹皮、栀子、大黄，各适量。每日 1 剂，水煎分早、晚 2 次服。

（3）肝经郁热证：皮损不断增多，鳞屑性红丘疹，皮损多分布在躯干两侧和四肢伸侧，伴有不同程度瘙痒；精神紧张，心烦易怒，口苦，少寐。舌质红，苔薄黄，脉弦数或滑数。治宜疏肝解郁，清热凉血，方用犀角、生地黄、赤芍、牡丹皮、栀子、当归、白芍、柴胡、茯苓、白术、甘草、生姜、薄荷，各适量。每日 1 剂，水煎分早、晚 2 次服。

（4）湿热入血证：皮损不断增多，发展迅速，鳞屑性红丘疹；嗜食肥甘厚味，口黏，口苦，形体偏胖。舌红，苔黄厚腻，脉滑数。治宜除湿清热，凉血活血。方用白鲜皮、大豆黄卷、生薏苡仁、土茯苓、金银花、连翘、紫花地丁、栀子、牡丹皮、木通、滑石、生甘草，各适量。每日1剂，水煎分早、晚2次服。

（5）热耗阴血证：病程日久，皮损相对稳定、鳞屑较少，红斑暗淡；口干不欲饮，大便干结，小便黄赤；舌淡红，苔薄白少津，脉细弱。治宜清热凉血，养阴润燥。方用犀角、生地黄、金银花、连翘、玄参、黄连、竹叶心、丹参、麦冬，各适量。每日1剂，水煎分早、晚2次服。

（6）血虚燥热证：皮损散在分布，色淡红，病程日久，鳞屑薄少；素体血虚，面色黄白不华，头晕，乏力，少寐多梦；舌淡红，苔薄白，脉细弱。治宜养血清热。方用当归、白芍、川芎、熟地黄、白蒺藜、防风、荆芥穗、何首乌、黄芪、甘草，各适量。每日1剂，水煎分早、晚2次服。

（7）气血两虚、瘀热留滞证：病程日久，面色黄白不华，皮损暗红，鳞屑较少；头晕，乏力，少寐多梦；舌淡红，苔薄白，脉细弱。治宜益气养血，凉血清热。方用当归、白芍、川芎、熟地黄、人参、黄芪、栀子、紫草，各适量。每日1剂，水煎分早、晚2次服。

（8）血热血瘀证：病程日久，皮损肥厚，暗红，鳞屑性斑块；口干，心烦，大便干结，小便短赤；舌暗红，有瘀斑，脉沉或涩。治宜凉血活血，化瘀通络。方用白茅根、西蓼根、茜草根、板蓝根、紫草根、鸡血藤、蜈蚣，各适量。每日1剂，水煎分早、晚2次服。

（9）阴亏热瘀证：病程日久，形体消瘦，鳞屑性斑块，皮损肥厚，暗红；口干，目涩，腰膝酸软，心烦，少寐；舌暗红，有瘀斑，苔薄少，脉细数。治宜滋阴养血，清热化瘀。方用生地黄、牡丹皮、赤芍、栀子、玄参、墨旱莲、侧柏叶，各适量。每日1剂，水煎分早、晚2次服。

（10）外寒内热证：皮损秋冬发作或加重，夏季减轻或消退，皮损多分布在躯干或四肢伸侧、鳞屑性红斑；口干，舌红，苔黄或白，脉紧。治宜辛温解表，清热凉血。方用犀角、生地黄、赤芍、牡丹皮、麻黄、防风，各适量。每日

1剂，水煎分早、晚2次服。

（11）阳虚外寒、肌肤瘀热证：鳞屑性红斑，皮损暗红，皮损淡红；服寒凉药则腹痛便溏，畏寒，手足不温，冬季加重；舌淡白，苔薄白，脉沉弱。治宜温阳解表，凉血清热。方用麻黄、附子、细辛、栀子、凌霄花，各适量。每日1剂，水煎分早、晚2次服。

 牛皮癣常用外治方有哪些？

采用中医方法治疗牛皮癣，中药外治也发挥着十分重要的作用。

☺ 斑蝥醋。方用斑蝥3克，半夏9克，江米30克，双醋（食醋浓缩50％）适量。涂药3～4小时后，患处起水疱，12小时后将其洗去，用针刺破水疱，使液体流出。再用2％龙胆紫10毫升，2％普鲁卡因6毫升，磺胺结晶2克，调匀外涂。2～3日后患处结痂，1周后痂落即愈。

对于泛发性牛皮癣患者，在局部用药的基础上，可加服中药汤剂：当归、川芎、白芍、生地黄、防风、白蒺藜、荆芥各9克，甘草6克。临证加减，效果更好。

☺ 取旧鼓皮1块，小米糠油适量。将旧鼓皮烧炭，研末，用小米糠油调和敷于患处，每日3次。（糠馏油制法：取碗1只，上糊白麻纸，纸上以针刺数孔后，将大米或小米糠堆满纸上，在糠堆顶端埋已燃烧的柴棍或小木炭，使糠渐向下燃烧，烧至白纸时，勿将纸烧破，立即将剩余糠去掉，碗内即有糠油，将油取出，储瓶备用。）

☺ 取鲜鸡蛋10枚，陈醋适量。将鸡蛋用醋浸泡10日，取出，去蛋壳，将蛋壳、蛋清调匀储于瓶内，同时以棉花球蘸涂患处，每日涂抹数次，每次2分钟，可散瘀解毒生肌。

☺ 选韭菜、大蒜各50克。将韭菜与去皮大蒜共捣泥状，放火上烤热，用力涂擦患处，每日1～2次，连续数月，可散热解毒。

☺ 取牛蹄甲30克，麻油少许。将牛蹄甲烧存性，研细末，用麻油调匀，涂患处，每日1次，约半月可愈。

☺ 选杏仁15克，陈醋250克。将杏仁捣碎倒入醋中，后加热煮沸，趁热用棉球涂擦患处，每日1次，连用3日，隔1～2日，再用3日。用药期间及用药后半个月，不可饮酒。

� 绿核桃，未成熟者，在白露节前摘取。用小刀刮去外面的剥皮，趁湿用力涂擦癣疮，每日3～5次，一般用10枚，约半个月可见效。或将绿核桃剥皮，将皮剥晒干，煎水擦洗患部，也有同样疗效。此方可去腐生肌止痛，用治牛皮癣、鱼鳞病等皮肤病。

☼ 选鲜石榴皮、明矾各适量。将石榴皮液挤出，蘸明矾末擦患处，每日数次，可散瘀抑菌。

☼ 石榴皮油。取石榴皮1份，炒炭研细末，麻油3份，调糊外涂，每日数次。

☼ 雷公藤软膏。清热解毒，消肿散积，活血化瘀。福建产雷公藤，用其根之木质部，从中分离出三萜内酯，制成0.002%雷公藤内酯醇软膏，外涂皮损处，每日2次。

☼ 地胆糊。选地胆7只，透骨草、艾叶、防风各15克，共研细末，醋调糊状，敷患处，每日2次，干后调换。

☼ 朱砂冰片散。方用朱砂、冰片各1克，黄丹、枯矾、黄柏各5克，轻粉10克。共研细末，鸡蛋黄调敷。

☼ 祛银灵。选土槿皮、白鲜皮、地肤子、硫黄、枸树皮提取物、五倍子、何首乌等浸于95%酒精中7日，用时将药水涂抹患处，每日2次。

☼ 陈醋90毫升，荸荠15个。荸荠去皮切片浸醋内，小火煎（忌用铜铁锅）约10分钟，等荸荠吸醋变硬时，将其捣成糊状，装瓶密封。将药涂纱布上，贴患处，盖严扎紧，每日1次。

☼ 鸡蛋开一小孔，去蛋清，将花椒10克装入和蛋黄搅匀，小火焙干后，研末，食油调敷。

☼ 康复膏。湿热证，用牛黄、密陀僧、轻粉、冰片、麝香；阴虚证，用牛黄、黄精、轻粉、红升、麝香；血瘀证，用血竭、云南白药、轻粉、红升、麝香。

☼ 百羊酊。取百部、羊蹄根各25克，土槿皮75克，红花10克，甘油

250 毫升，25％酒精 2 750 毫升，水杨酸 150 克。外用。

◎癣药水。取米醋 10 000 毫升，百部、蛇床子、硫黄各 240 克，土槿皮 500 克，斑蝥 60 克，白国樟、轻粉各 30 克，上药调和外用。能杀虫止痒，可治牛皮癣、鹅掌风、灰指甲。

◎疯油膏。取轻粉 4.5 克，东（广）丹、辰砂各 30 克，共研细末。先以麻油 120 克，煎微沸，入黄蜡 30 克，再煎，以起黄沫为度。取起离火，再将上药渐渐投入，调匀成膏。可润燥杀虫止痒，治牛皮癣、鹅掌风、慢性湿疹等。

 牛皮癣常用中成药有哪些？

治疗牛皮癣的中成药有很多。其中常用的有以下几种：

（1）克银丸：清热凉血解毒，适用于血热证。每次服 1 丸，每日 2～3 次。

（2）复方青黛丸：清热凉血解毒，适用于血热证。每次服 4 粒，每日 2～3 次。

（3）消银片：清热凉血解毒，适用于血热证。每次服 4 片，每日 2～3 次。

（4）当归饮子丸：养血润燥，适用于血虚风燥证。每次服 6 克，每日 2 次。

（5）龙胆泻肝丸：清热解毒除湿，适用于湿毒蕴阻证。每次服 6 克，每日 2 次。

（6）西黄丸：清热解毒，适用于火毒炽盛证。每服 6 克，每日 2～3 次。

（7）雷公藤总苷片：清热解毒，活血通络，消肿止痛，适用于各种类型牛皮癣。每次服 10～20 毫克，每日 2～3 次。

其他还有狼毒片（或注射液）、虎杖苷、乌梅汤、复方丹参片（或注射液）、补骨脂注射液以及当归注射液等，用于治疗牛皮癣，也都取得了不同程度的疗效。

牛皮癣常用中医特色疗法有哪些?

对牛皮癣有效的中医特色
疗法有很多。主要包括:

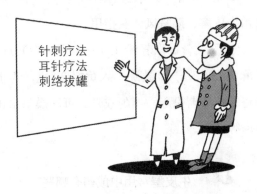

针刺疗法
耳针疗法
刺络拔罐

(1)针刺疗法:主穴大椎、肺俞、曲池、合谷、血海、三阴交。头面部皮损加风池、迎香;上肢皮损加支沟;下肢皮损加足三里、丰隆。虚则补之,实则泻之,留针30分钟,每天1次,10次为1个疗程。

(2)耳针疗法:取肺、神门、内分泌、心、大肠及皮损等相应穴位。耳穴埋豆或埋针。

(3)刺络拔罐:主穴选大椎、陶道等。上臂加曲池;腰以下加肾俞;臀以下加新环跳(尾骨节旁开3寸处);大腿以下加血海、梁丘、阳陵泉。消毒后,用三棱针刺,然后在穴位上拔罐,留罐30分钟。隔日1次,10次为1个疗程。

 牛皮癣患者药浴可选哪些药物?

药浴是中医内病外治方法之一。药浴是通过水的温度、水的机械刺激和药物的作用,对机体发挥治疗作用的。药浴疗法对治疗牛皮癣有很好的效果。

患者可选用焦油浴,黑豆馏油、松馏油、柏馏油均可。也可以采用中药药浴:楮桃叶、侧柏叶各250克,水5 000毫升,煮沸20分钟,降到合适温度后,进行沐浴,每周2～3次;或用枯矾、花椒、野菊花各120克,朴硝500克,加水适量煮沸,待温度降到舒适程度,再作全身沐浴。

 沐浴对牛皮癣患者有什么好处?

沐浴疗法,就是每天的洗澡。因为牛皮癣患者皮损常比较广泛,并产生较多的鳞屑，因此，正确适宜的沐浴对于牛皮癣患者是十分重要的。

对于牛皮癣患者来说，坚持每天洗澡，有以下几个好处：①可以保证皮肤的清洁卫生，避免继发感染；②可以清除皮肤上的鳞屑，缓解皮肤瘙痒症状；③可以放松心情，调整机体免疫和内分泌功能，有利于疾病的早日康复。

 牛皮癣患者应如何进行沐浴？

牛皮癣患者在沐浴的时候，应注意以下几点：

☺ 在气温较低的季节，正常人每周洗澡 1 ～ 2 次就可以了。而对于牛皮癣患者来说，最好每天洗 1 次澡。

☺ 每次洗澡持续时间根据患者所选水温高低，以及个人耐受情况而有所不同，一般以 20 ～ 50 分钟为宜。

☺ 洗澡的时候，若水温太高（40℃以上）会刺激皮损，对疾病产生不利影响。水温过低（34℃以下）则不能较好地软化鳞屑和促进皮肤血液循环，不利于皮损消退。通常水温在 35 ～ 39℃ 比较合适。

☺ 牛皮癣患者沐浴时，应以淋浴为主，并且不可过度搔抓皮损，也不可使用浴巾等用力擦洗，以避免刺激皮肤，使皮损加重。

☺ 应该强调的是，对年老体弱或者伴有某些内脏疾病的患者，采取坐式淋浴比较安全，洗浴时应有人在旁守护或帮助洗浴。

 什么叫温泉疗法？

随着我国国民经济的迅速发展，人民群众对美好生活的需求日趋增强，喜欢旅游、泡温泉的人越来越多。

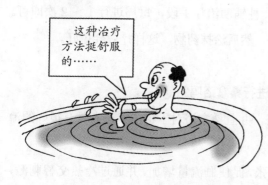

温泉疗法，也就是矿泉浴，实际上就是通过泡温泉的方式来治疗疾病的一种方法。泡温泉可以舒缓筋骨，对牛皮癣患者来说，还可以起到治疗作用。

矿泉浴的温度通常在 36～38℃，每次治疗 10～20 分钟。也可以有温度较高的热浴，可达 40～42℃，但一般用于局部皮损的治疗。

11 为什么泡温泉能治疗牛皮癣？

通常情况下，温泉水中含有大量的微量元素，沐浴时很容易被皮肤吸收，可以促进皮损的休整和疾病的康复。温泉中含有丰富的矿物质，特别是硫黄，可以软化角质，并且具有很强的抑菌、止痒作用。温泉中的碳酸钙可以改善体质，在一定程度上促进体力的恢复。含钠元素的碳酸水有漂白软化肌肤的效果。

另外，温泉热浴还可以扩张血管，改善局部血液循环，加速人体新陈代谢，促进炎症物质吸收，从而加快牛皮癣患者疾病的康复进程。

12 牛皮癣患者在泡温泉时应注意什么问题？

牛皮癣患者因为其特殊的发病过程，在泡温泉时应特别注意以下几个方面：

☺ 对于处于静止期或消退期的患者，选用温泉疗法可去除鳞屑，促进血液循环，降低神经的兴奋性并达到镇静止痒作用，促进疾病康复。

☺ 处于牛皮癣进行期的患者，不适合泡温泉。因为进行期的患者机体处于高度敏感状态，洗浴可由于水的冷热刺激而使皮损加重，也可因用力擦洗伤及表皮而发生同形反应。

☺ 温泉疗法作为皮肤病的一种辅助治疗手段，每周进行 1～2 次即可。泡完温泉后，建议再进行日光浴，然后涂抹药物，这样疗效会更好。

13 牛皮癣患者可以进行桑拿浴吗？

牛皮癣患者可以进行桑拿浴，并且桑拿浴对于牛皮癣患者具有很好的治疗作用。

☺ 高温能够使皮肤血管扩张，促使血流量增加，并通过冷热交替刺激，增加皮肤血管的弹性，从而改善皮肤血液循环，局部组织能得到较多的营养。

☺ 高温还能使皮肤大量出汗，通过汗液和其中废物的排泄，增强皮肤的新陈代谢功能。

☺ 桑拿浴可软化和去除鳞屑、改善皮损区的血液循环，达到消炎、止痒和促进红斑消退的目的。

☺ 桑拿浴对身体许多系统都有明显的调节作用。比如，能缓解肌肉和关节的酸痛症状，对神经系统具有保护、安定功能。

☺ 热、冷交替刺激，能促进体内激素的分泌，调整机体的内分泌功能。

 牛皮癣患者洗桑拿时应注意哪些问题？

尽管桑拿浴对于牛皮癣有很好的治疗作用，但是在洗桑拿时还是需要注意一些问题：

☺ 牛皮癣患者的洗桑拿时间在 5 ～ 15 分钟最为合适。如果病情需要，也可以多蒸几次，直到浑身大汗淋漓，如果皮肤比较敏感，要减少洗桑拿的时间。

☺ 在饥饿时尽量不要洗桑拿浴。因为饥饿时血糖水平较低，无法保证洗澡时所需要的能量。

☺ 饱餐之后和饮酒后也要慎洗桑拿浴，这样不利于食物的消化，还会加重心脏的负担。

☺ 青年患者最好不要洗桑拿浴，因为桑拿浴的温度较高有可能导致不育症。

 什么叫中药药浴？

中药药浴，是药物通过洗浴，经皮肤吸收发挥疗效的一种治疗方法。

中药经熬煮、加工后，有效成分可以充分溶解于水，并散发在水蒸气中。通过对皮肤的浸泡、洗浴、熏蒸等，使药液作用于肌肤患处，刺激穴位，活血通络，并直达脏腑，由表及里产生治疗效应，从而达到治病目的。

16 中药药浴有什么作用?

中药药浴是治疗牛皮癣的有效方法,有以下几种作用:

☺ 中药药浴具有清洁皮肤的作用,可以增加药物疗效,增强皮肤抗感染能力。比如,在局部用药或者进行光疗之前,彻底清洁皮肤可以增加药物的吸收和光疗的效果。

☺ 根据患者病情的不同可以选择不同的水温。36～37℃的水浴具有良好的镇静、止痒和安抚作用,38～40℃的水浴可以改善皮肤末梢循环,促进新陈代谢。

☺ 中药沐浴可以借助水温扩张皮肤血管,使药力能够穿透表皮层,渗入真皮和皮下组织,以促进皮肤的新陈代谢,达到消炎止痒、去除红斑鳞屑的目的。

17 牛皮癣患者应如何进行药浴?

为了保证患者的安全,提升治疗的效能,牛皮癣患者在进行药浴时,还应注意一些问题:

☺ 要注意洗浴工具应该严格消毒,防止交叉感染。

☺ 水温不要太热。因为水温太高会使炎症加剧、瘙痒明显,导致病情恶化。

☺ 沐浴时尽量不用或少用香皂、碱性皂、洗衣粉等。洗浴时不要过度搔抓或用浴巾用力搓擦。

☺ 老年人及有心脑血管疾病的患者药浴时应有人陪同或照顾。

☺ 牛皮癣患者在药浴治疗后,最好不要用清水冲洗,这样可以延长药物的作用时间。

饮食疗法

牛皮癣是一种皮肤科顽症，不仅难治，还容易反复发作。理性地面对牛皮癣这种病，长期的和谐相处是必需的。为了提高生活品质，需要合理饮食，为了对付牛皮癣，增强抗病能力，也需要合理饮食。

 饮食疗法的目的是什么？

牛皮癣的病情顽固，病因复杂，其中代谢紊乱是重要因素之一。代谢紊乱包括皮肤糖代谢、脂肪代谢、蛋白质代谢等系统的紊乱。

饮食治疗就是要纠正不良的饮食习惯，合理补充各种营养元素，配合药物治疗，以达到控制病情、延长缓解期、预防疾病复发的目的。

 为什么说多吃苋菜、白菜、空心菜对牛皮癣患者特别好？

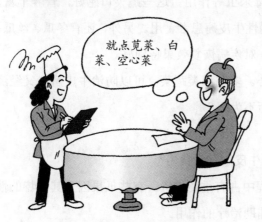

河南中医药大学教授康文娣对牛皮癣的食疗颇有研究，她认为大部分蔬菜对牛皮癣患者的康复是有利的。比如，苋菜含有蛋白质、脂肪、碳水化合物、钙、磷、铁、胡萝卜素、维生素 B_2、烟酸及维生素 C 等，从中医角度讲，具有清热解毒、止痒杀虫等作用。白菜含有蛋白质、钙、磷、铁、胡萝卜素、维生素 C 等多种成分，具有解热、安神等作用。

空心菜含有蛋白质、钙、磷、铁、胡萝卜素、维生素C以及维生素B_1、维生素B_2等，具有清热解毒、化瘀消肿等作用。经常食用这些蔬菜，可以补充相关的维生素、电解质及蛋白质，有效促进牛皮癣患者的康复。

具有类似作用的蔬菜还有：油菜、胡萝卜、白萝卜、茄子、芋头，以及黄豆芽、绿豆芽、豆腐、菠菜、芹菜、西红柿、豆角等。它们都含有蛋白质、钙、磷、铁、胡萝卜素、维生素C等多种成分，均可经常食用。

 瓜类蔬菜对牛皮癣患者有什么好处？

邻居张大伯患了多年的牛皮癣，因为常去看病，和市医院皮肤科的李医生成了好朋友。有一天，张大伯又到医院去就诊，李医生建议张大伯少吃药，多锻炼，还要注意饮食治疗。特别提醒张大伯要多吃瓜类蔬菜。

医生介绍，在我们日常生活中，最常吃的瓜类蔬菜是黄瓜，黄瓜含有丰富的糖类、氨基酸和维生素B_2、维生素C、维生素A等，其性味甘、凉，具有清热、解毒、利水等作用。南瓜含有糖类、淀粉、蛋白质、脂肪、钙、磷、胡萝卜素、维生素A、维生素C、维生素B及某些氨基酸。其性味甘、温，具有清热除湿、消炎止痛及解毒杀虫等作用。这些蔬菜口感好，营养丰富，还有利于疾病恢复，特别适合慢性牛皮癣患者食用。另外，还有冬瓜、丝瓜、苦瓜等，牛皮癣患者经常食用，对疾病恢复效果特别好。

张大伯听了之后，十分开心。多吃瓜类蔬菜，可以防治牛皮癣，又经济又实惠，还没有副作用，何乐而不为呢？

 哪些瓜果比较适合牛皮癣患者食用？

饮食疗法在牛皮癣治疗过程中占有重要位置。有些瓜果因为其独特的性质和营养成分，对牛皮癣具有辅助治疗的作用。

(1)西瓜：含有糖类、苹果酸、丙氨酸、精氨酸、蛋白质、甜菜碱、粗纤维、胡萝卜素及多种维生素。中医认为，西瓜性味甘、寒，能清热利湿、除烦止渴。

（2）红枣：含有丰富的蛋白质、糖类以及脂肪、钙、磷、铁和多种维生素。中医认为，红枣性味甘、温，具有补血、补气、补脾、和胃等作用。

（3）橘子：含有丰富的糖类、钙、磷、铁、蛋白质、脂肪、胡萝卜素及维生素C等多种维生素，具有理气、燥湿、疏肝、健脾、和胃等作用。

（4）桃子：含有碳水化合物、蛋白质、钙、磷、铁及多种维生素，具有清热活血、利湿通便等作用。

（5）柿子：含有蛋白质、碳水化合物、脂肪、钙、磷、铁、胡萝卜素及维生素C等多种维生素，具有健脾、涩肠、凉血、润肺、祛痰、止咳等作用。

（6）乌梅：含有糖类、苹果酸、柠檬酸、琥珀酸及维生素类。中医认为，乌梅性味酸、涩、温，具有清热、解毒、生津等功效。

（7）无花果：含有丰富的糖类以及苹果酸、丙二酸、琥珀酸、柠檬酸、氨基酸、蛋白质、维生素A等多种成分。中医认为，无花果性味甘、平，具有清热、解毒、消肿等作用。

（8）石榴：含有蛋白质、糖类、钙、磷、钾及维生素C等多种成分。石榴皮中含有根皮碱，能杀灭各种真菌。

（9）其他：如梨、苹果、香蕉、葡萄等也都含有丰富的营养物质，可适当选用。

5 五谷杂粮哪些更适合牛皮癣患者食用？

有经验的医生会告诉患者，再严重的疾病，只要能吃好，能睡好，就不会有大问题。牛皮癣也是这样，只要能选择合理的饮食，营养能跟上，对疾病的康复有很大作用。根据专家们的经验，以下几种粮食或杂粮比较适合牛皮癣患者食用。

🍑 绿豆，含有较多蛋白质、碳水化合物、脂肪、钙、磷、铁、胡萝卜素、维生素B_1、维生素B_2及烟酸等，具有清热解毒、消暑止渴、利尿等作用。

🍑 小米，含有蛋白质、碳水化合物、脂肪、钙、磷、铁、胡萝卜素、维生素B_1、维生素B_2及烟酸等，营养较为丰富。

🍑 黄豆（黑豆），含有丰富的蛋白质、脂肪、钙、磷、铁，以及碳水化合物和多种维生素，营养非常丰富。

💮 蚕豆和红小豆（赤豆），皆含有丰富的蛋白质、碳水化合物，脂肪、钙、磷、铁、烟酸、维生素 B_1、维生素 B_2 等，具有健脾利湿、解毒消肿等作用。

 多食花生、芝麻对牛皮癣患者有什么好处？

花生和芝麻都是重要的油料作物，在中国人的食谱中占有重要位置。多食花生和芝麻对牛皮癣患者也有很多好处。

花生含有丰富的脂肪、蛋白质、卵磷脂、碳水化合物、氨基酸及多种维生素。能润肺益气和调整胃肠功能，对维护心血管系统的健康也有益处。

芝麻含有脂肪、芝麻酚、芝麻素、卵磷脂、蛋白质、维生素 E、烟酸、钙及糖类等，能滋肝养肾，活血乌发。牛皮癣患者经常食用花生和芝麻，能补充缺失的营养成分，提高机体的免疫力，促进疾病的康复。

 牛皮癣患者饮食是不是越清淡越好？

不是。牛皮癣患者的饮食过于清淡会出现营养不良的情况。因为在素食中，除了豆类含有丰富的蛋白质外，其他食材中的蛋白质含量均很少，而且营养价值较低。而诸如瘦猪肉之类的荤食，却能够成为营养的重要来源，为牛皮癣患者

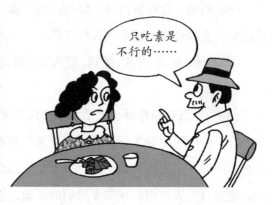

的生长发育和新陈代谢过程提供大量的优质蛋白和必需的脂肪酸。

其实，牛皮癣患者康复的主要因素不在于吃荤还是吃素，而在于吃什么和吃多少，也就是牛皮癣患者所需的营养成分是不是全面、是不是适量。

 体质虚弱的牛皮癣患者，该如何进行饮食调整？

牛皮癣患者体质虚弱，生理功能处于不良状态，体力和精力都明显缺乏。

这样就可能改变疾病的发展进程，特别是会导致疾病复发或病情加重。

对于体质虚弱的牛皮癣患者，可以通过饮食来调养。一般来说，应选择具有健脾作用的食品，如粳米、小米、糯米、荞麦、白扁豆、胡萝卜、菜花、香菇、豆腐、马铃薯、红薯、鸡肉、猪肚、鸡蛋等。牛皮癣患者要根据自己的身体情况用餐，或配合其他药膳，改善体质，避免疾病加重或者复发。

 如何饮食可减少牛皮癣复发？

根据中医理论，牛皮癣有"血热、血燥、血瘀"之象，而从西医的角度讲，则是由于角质细胞过度增殖，各种生化代谢紊乱所致。因此，凡有"养血、凉血、活血"之效或具有抑制细胞脱氧核糖核酸合成、改善微循环功能的食物，对牛皮癣均有好处。如乌梅、柚子等水果具有清热凉血、养阴生津的作用，不仅含丰富的维生素及微量元素，还可以降低血脂、血液黏稠度。

每年4月，槐花盛开，槐花具有清热凉血、祛风止痒的功能，将它做成菜或汤，具有很好的效果。另外，芦笋也是一道防治牛皮癣的好菜，具有养血润肤、清热凉血的作用。

10 **牛皮癣患者在饮食方面应注意什么？**

在日常生活中，牛皮癣患者应注意养成合理的饮食习惯。

☺ 首先应注意，多吃青菜、水果，少吃鱼虾、螃蟹、甲鱼等水产品。

☺ 要少吃或不吃动物内脏以及羊肉、狗肉等肉类。人体食用这类食品，会加重炎症反应，促使症状加重。

☺ 戒酒或少饮酒。酒属于一种血管扩张剂，有扩张血管的作用，流向皮肤的血液增加，导致皮肤发热、发红，皮损加重，瘙痒加重。

☺ 辛辣食品要尽量避免食用，尤其是病情严重的患者应该禁食辛辣刺激性食物，如葱、蒜、姜、辣椒等。

 牛皮癣患者可选哪些食疗粥品？

近年来，医学专家和营养学家经过多方探索和临床观察，发现以下粥品适合牛皮癣患者食用：

（1）生槐花粥：方法是将槐花、土茯苓各 30 克放入锅内，加入适量的水烧开半小时，去渣取出汁液，再加入粳米 60 克煮成粥，放入适量红砂糖调匀便可食用。每天 1 次，10 天为 1 个疗程。这种粥具有清热凉血、祛风止痒等作用。

（2）当归羊肉汤：将菟丝子 15 克用纱布袋装好扎紧袋口，同当归 9 克、仙茅 18 克，一起放入锅中，加水烧开半小时，去渣取汁，于汁中加入切碎的羊肉 60 克煮成汤，再加入适当调味品便可食用之。每天 1 次，7 ～ 10 天为 1 个疗程。此粥具有祛风燥湿之功效。

（3）桂枝苡仁粥：将桂枝和牛膝各 9 克、杜仲 18 克放入锅内，加入适量的水烧开半小时。去渣取出汁液加入薏苡仁 30 克煮成粥，再加白糖适量调匀，可食用。每天 1 次，10 天为 1 个疗程。此粥能清热解毒，活血通络，祛风利湿。

（4）马齿苋粥：将粳米 50 克与 60 克切碎的新鲜马齿苋放入砂锅中，加入适量的水煮，至米将熟时，再放入适量红砂糖煮成粥。冷却至温热时便可进食。每天 1 ～ 2 次，7 ～ 10 天为 1 个疗程。此粥具有凉血祛风之功效。

（5）车前子苡仁粥：将车前子 15 克和蚕沙 9 克，分别装入棉布袋内，扎紧袋口放入锅内，加入适量的水烧开半小时。取出布袋，在汁液中加入薏苡仁 30 克煮成粥，再加入适量白糖调匀即可食用。每天 1 次，10 天为 1 个疗程。此粥具有清热解毒、祛风利湿之功效。

 牛皮癣患者食用什么样的早餐比较好？

按时吃早餐对人的健康很重要，对牛皮癣患者来说，尤其如此。

☺ 要注意按时吃早餐，定时补充热量。

☺ 要注意营养搭配，要保证进食足够的淀粉类食物，比如馒头、面包、稀饭等。早餐所供给的热量占全天热量的 30%，这些热量主要来自于主食。

☺ 还要有一定量的蛋白质，如鸡蛋、豆制品等食物。

☺ 维生素也需要及时补充，最好搭配一些凉拌小菜或水果等。

☺ 要特别注意的是，早餐食物必须容易消化，营养丰富而不过于油腻。注意食物不宜过凉，因为寒凉食物会降低肠胃的消化能力。建议多喝些粥类早餐。

哪些饮食不适合牛皮癣患者食用?

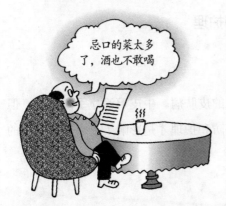

部分食品可能会诱发，或者导致牛皮癣病情加重，因此不适合牛皮癣患者食用。其中，蔬菜水果类，不要吃生姜、香菜、大头菜、香椿、尖椒等。肉食类，不要吃牛肉、驴肉、骆驼肉、羊肉、狗肉、鸡鸭肉、鸟肉及其汤，还有各类海鲜如各种鱼类（包括鳖等）、螃蟹、虾等。调料类，要忌用大料、花椒、胡椒、孜然、茴香、桂皮、芥末、辣椒酱、火锅调料、方便面调料等。还有一项是很重要的，是要忌用各种酒类，包括白酒、啤酒、葡萄酒等。

预防和护理

牛皮癣是一种病情复杂、病程漫长的皮肤病。牛皮癣治疗手段很多，但目前尚无根治牛皮癣的办法。因此，预防和护理才是影响牛皮癣发展进程的关键。

 牛皮癣的预防目标是什么？

牛皮癣是一种常见疾病，容易反复发作。牛皮癣的治疗手段有很多，但目前尚没有一种让患者"一劳永逸"的治疗方法。

根据《中国牛皮癣治疗指南》（2008 版）的要求，牛皮癣是一种慢性疾病，其预防目标是避免患者病情的加重和复发，延长疾病的缓解期。

 如何预防牛皮癣复发？

牛皮癣是一种病情顽固、容易反复发作的皮肤病，因此，牛皮癣的预防尤其重要。为预防牛皮癣复发，需要采取以下措施：

☺ 规范治疗，是预防复发的前提和基础。如果患者没有达到痊愈，根本谈不到预防复发。在正规治疗的基础上，患者要遵守医嘱，适当增加睡眠时间，进行合理的忌口等。

☺ 多饮水，保持足够水分。建议患者要多喝水，保持身体正常的代谢需求。

☺ 多在户外活动。多出汗、多晒太阳，增强体质，提高机体抗病能力。

☺ 预防感染。感染与牛皮癣的发病有密切关系，特别是对扁桃体炎、气管炎、牙周炎等，更应积极防治。如果扁桃体反复发炎，可考虑手术切除。

❁ 避免外伤和刺激，包括使用刺激性药物、过热的水温、过度的搓洗等。

❁ 慎用刺激性或副作用强的药物。使用糖皮质激素可使牛皮癣由轻型转为重型，停药有反跳现象。乙双吗啉、氨基叶酸、乙亚胺等药物会破坏人体正常的免疫功能，严重损害肝肾功能。铅汞制剂会引起多脏器损害、中毒。这些药物都要慎重选用。

❁ 保持轻松的心态，是保证疗效并最终战胜牛皮癣的关键。只有自己心情放松，才能调动机体的所有力量与疾病做斗争，最终战胜疾病。

❁ 做好日常护理。生活起居有规律，保持清洁卫生。戒烟酒，少吃辛辣刺激性食物，多吃一些清淡的食物。

 儿童牛皮癣应如何预防？

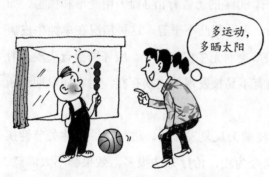

多运动，多晒太阳

儿童牛皮癣在病因、发病机制以及临床表现上，与成人牛皮癣都有较大差异。因为儿童心智尚不成熟，为预防牛皮癣的发生或复发，家长应该引导或督促孩子做好以下事项：

❁ 保持乐观的心情，树立战胜疾病的信心。

❁ 积极参加户外活动，经常接受日晒，增强自身体质，增强抗病能力。

❁ 经常开窗通风，保持居室内空气新鲜和流通。

❁ 穿清洁柔软的衣服，定时更换内衣及床单，防止皮肤感染。

❁ 定期洗澡，且要用温水洗澡，禁用强碱性肥皂、洗发水洗浴。

❁ 养成良好的饮食习惯，不饮酒，不抽烟，不吃辛辣刺激食物以及羊肉、海鲜等荤腥之品。

 如何预防关节病型牛皮癣？一级预防的内容是什么？

在牛皮癣中，关节病型牛皮癣是病情较复杂、后果较严重的一种类型。

因此，预防疾病的发生、加重，或者复发都是很重要的。

根据相关专家的意见，关节病型牛皮癣的预防可分三个阶段。其中，一级预防指的是，去除各种可能的诱发因素，如防治扁桃体炎或上呼吸道感染，避免外伤和精神创伤、刺激、过度紧张等精神因素，保持良好的饮食习惯，忌食辛辣刺激性食物；加强体育锻炼，提高机体免疫力；生活规律，保持心情舒畅；注意卫生，预防皮肤感染；提高对牛皮癣的认识，了解到本病无传染性，经积极治疗是可以缓解的。

 什么是关节病型牛皮癣的二级预防？

关节病型牛皮癣的二级预防，就是要做到早期诊断、早期治疗。

（1）早期诊断：关节病型牛皮癣的特征是既有关节炎又有牛皮癣，而且多数患者先有牛皮癣。特别是约有80％的患者有指（趾）甲变形和损害，如甲下角质增生，甲板增厚、浑浊、表面凹凸不平等。这种情况在单纯牛皮癣患者中仅有20％。对那些只有关节炎而无牛皮癣史者，应仔细检查头皮及肘关节等伸侧皮肤好发部位，是否有不易被发现的皮损存在，对本病早期诊断有意义。

（2）早期治疗：关节病型牛皮癣为反复发作的、进行性、慢性关节性疾病。由于病因还不完全清楚，迄今为止，治疗方法很多，效果都不太满意。因此应采取综合疗法，中西医结合，发挥各自的长处，使病情得到早期有效控制。

 如何进行关节病型牛皮癣的三级预防？

要做好关节病型牛皮癣的三级预防，首先，要注意皮肤的清洁卫生，防止牛皮癣复发或继发感染；其次要避免精神紧张，保持心情舒畅；再次，要适当休息，避免过度疲劳和关节损伤，注意关节功能锻炼。另外，还要注意饮食调节，忌烟、酒和刺激性食物。

牛皮癣患者在生活中应注意什么?

牛皮癣是一种顽固性、易复发的皮肤病,需要长期的治疗。因此,为增强疗效,防止复发,在日常生活中,也应注意一些问题:

☙ 饮食一般给予普食,以清淡为主,少饮酒,勿食易引起过敏反应的食物,如羊肉、海鲜等。

☙ 牛皮癣患者需穿干净柔软的衣服,定时更换内衣及床单,防止皮肤感染。

☙ 患者需保持居室内空气新鲜和流通,宜用温水洗澡,禁用强碱性肥皂、洗发水洗浴。

☙ 患者一定要保持情绪乐观、心情舒畅,增强战胜疾病的信心。

☙ 患者避免外伤,防止搔抓及强力刺激,以免产生新的皮损。

 对重症牛皮癣患者该怎样护理?

在牛皮癣的治疗过程中,护理是一个重要环节。特别是对于重症牛皮癣患者,更是如此。

医务人员应做好家属及牛皮癣患者的思想工作,介绍牛皮癣的发病机理、皮肤代谢过程以及用药后的皮肤表现。让牛皮癣患者及家属充分了解到通过正规系统治疗,牛皮癣是完全可以控制的,并非不治之症,以增强他们战胜疾病的信心。

 家属应如何照顾重症牛皮癣患者?

在牛皮癣的治疗过程中,家属的护理和照顾至关重要。

☙ 牛皮癣患者家属要配合医生观察病情变化,如观察有无新的皮损出现,原有皮损是否消退等。

☙ 在患者的受压部位使用垫圈,防止发生褥疮。

☙ 对患者生命体征的变化进行观察,遇有高热者使用降温措施。

☙ 尽量不要让患者使用免疫抑制剂和激素类药物。

☺ 要严密观察患者用药后的效果，有无过敏症状及副作用，如果发现异常情况，请及时与医护人员联系。

10 针对急性重症牛皮癣患者，如何防治感染？

处于急性期的重症牛皮癣患者，他们的皮损面积广泛，身体抵抗力低，护理时需特别注意消毒隔离，预防病毒和细菌的感染。对牛皮癣患者所住的病房，要进行空气消毒。牛皮癣患者所用床单、被套清洗消毒后专用，污染后应及时更换。血压计、体温表等消毒后固定使用。

另外，急性重症牛皮癣患者大部分都存在皮肤弥漫性潮红、水肿、渗出。因此做好创面护理对防止继发感染至关重要，要及时防止皮损发生感染，以免加重病情。

11 牛皮癣患者该如何确定食谱？

牛皮癣是一种病情顽固、容易复发的疾病，治疗时间很长，因此科学饮食很重要。不利于康复的食物要"忌口"，有利于康复的食物要适当选择。平常应多吃富含维生素A、维生素C、维生素E的食品，如胡萝卜、西红柿、苹果，以利于病情的缓解和皮损的恢

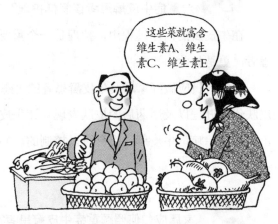

这些菜就富含维生素A、维生素C、维生素E

复。处于牛皮癣进行期的患者，要少吃或不吃辛辣刺激性食物，如辣椒、胡椒、姜、葱、蒜等。要少吃或不吃海鲜及荤腥发物，如海鲜、羊肉、牛肉、狗肉等。还有，要少吃或不吃油炸食物，如油条、五香食品等。

12 重症牛皮癣患者吃什么比较好？

牛皮癣是一种慢性疾病，饮食在牛皮癣的发生、发展及康复过程中发挥

着十分重要的作用。

通常重症牛皮癣急性期的患者，表皮大量脱落会导致蛋白大量丢失，甚至引起肝功能异常，蛋白合成及进食均会受到影响。因此，应给予高蛋白、高热量、富含纤维素的饮食，以确保患者的营养均衡，使患者更快康复。对于食欲不振、恶心呕吐的患者，应鼓励其进食，少食多餐。

13 为什么说牛皮癣患者应保持好的心态？

牛皮癣患者皮肤干燥、脱屑、血迹斑斑，很是痛苦。这种痛苦心情又可进一步加重病情。另外，工作紧张、精神抑郁、焦虑、过度悲伤、家庭纠纷等诸多因素，常会导致心理平衡紊乱，继而出现神经、免疫功能紊乱，在牛皮癣遗传背景下，诱发疾病出现或使其加重。因此家属应尽量为患者创造一个宽松舒适的环境，牛皮癣患者也应注意情绪的调节，保持良好的心态。

14 女性牛皮癣患者如何选择受孕时机？

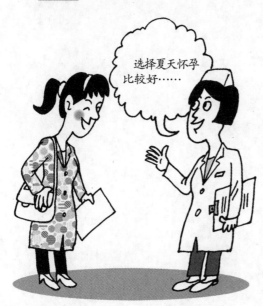

选择夏天怀孕比较好……

牛皮癣是一种有明显遗传倾向的皮肤病，病情控制并不能避免疾病的遗传。但是，患者身体处于较好状态，对于生育一个健康的孩子更有利一些。

牛皮癣患者选择受孕时间时要尽量避开牛皮癣进行期。在牛皮癣进行期，患者整体状况不佳，不利于胎儿正常发育。另外，患者在牛皮癣进行期常常服药，特别是抗肿瘤药物、免疫抑制剂对胎儿有非常不利的影响。特别需要提醒的是，维A酸类药物服用后容易造成胎儿畸形，所以服药期间及停药后2年内不可以怀孕生孩子。

牛皮癣患者怀孕最好选择在夏季。因为在夏季牛皮癣多处于静止期或退行期，用药较少或者不用药，患者身体处于相对较好的状态。这个时期怀孕，养育一个健康孩子的可能性要更大一些。

15 对红皮病型牛皮癣患者应如何进行护理?

红皮病型牛皮癣是一种皮损广泛的牛皮癣，其治疗和护理都有其特殊性。

♡ 患者在皮肤科一般护理常规的基础上，还要注意心理护理。

♡ 患者要避免经常沐浴，以免刺激皮损。

♡ 要注意皮损部位的清洁卫生，防止继发细菌感染。同时，头部皮损较严重的患者不要留长头发。

♡ 患者应加强自我防护。一般要忌食辛辣刺激性食物，如牛肉、羊肉、海产品，以及烟酒。当然，最重要的是，患者一定要积极正规治疗，以免引发各种并发症，造成不良后果。

参考文献

[1]R.B.奥多姆.安德鲁斯临床皮肤病学(第9版)[M].徐世正,译.北京：科学出版社,2004.

[2] 赵辨.临床皮肤病学 [M].3版.南京：江苏科学技术出版社,2001.

[3] 魏雅川,卢贺起.银屑病中西医结合治疗 [M].北京：人民卫生出版社,2004.

[4]韩世荣.古今专科专病医案皮肤病 [M].西安：陕西科学技术出版社,2001.

[5]刘爱民.实用中西医皮肤病性病手册[M].北京：中国中医药出版社,1998.

[6]李斌.银屑病防治[M].北京：人民军医出版社,2011.

[7]中华医学会皮肤性病学分会银屑病学组.中国银屑病治疗指南[J].北京：中华皮肤科杂志,2009（3）：213-214.